Antikörper-Wirkstoff-Konjugate in der gynäkologischen Onkologie

UNI-MED

UNI-MED Verlag AG
Bremen - London - Boston

Marmé, Frederik:
Antikörper-Wirkstoff-Konjugate in der gynäkologischen Onkologie/Frederik Marmé.–
1. Auflage - Bremen: UNI-MED, 2025
(UNI-MED SCIENCE)
ISBN 978-3-8374-1656-5

Printed in Europe

UNI-MED. Die beste Medizin.

In der Reihe UNI-MED SCIENCE werden aktuelle Forschungsergebnisse zur Diagnostik und Therapie wichtiger Erkrankungen "state of the art" dargestellt. Die Publikationen zeichnen sich durch höchste wissenschaftliche Kompetenz und anspruchsvolle Präsentation aus. Die Autoren sind Meinungsbildner auf ihren Fachgebieten.

Der Verlag dankt der Firma Daiichi Sankyo Deutschland GmbH für die Unterstützung der Produktion dieser Auflage. Der Verlag versichert, dass der Industriepartner keinerlei Einflussnahme auf den Inhalt des Buches, insbesondere auch nicht auf Therapieempfehlungen, nehmen konnte.

Hinweis: *In diesem Buch stehen die geschlechtsneutralen Begriffe für Personen wie "Patient(en)" und andere (außer bei eindeutiger Geschlechtsdifferenzierung) bei ihrer Verwendung stets gleichbedeutend für alle Patienten und andere (m/w/d)*

Vorwort und Danksagung

Die Entwicklung zielgerichteter Therapien hat die Onkologie revolutioniert, wobei Antikörper-Wirkstoff-Konjugate (ADCs) eine besondere Rolle spielen. Ihre Entwicklung kann im Kontext von Paul Ehrlichs Vision der „Magic Bullets“ gesehen werden - einem idealen Medikament, das spezifisch Tumorzellen angreift, ohne gesunde Zellen zu schädigen. ADCs sind ein wichtiger Schritt auf dem Weg zu diesem lang gehegten Ziel.

Der Wunsch, die Wirksamkeit der Krebstherapie zu verbessern und die erheblichen Nebenwirkungen herkömmlicher Chemotherapien zu minimieren, war der Hauptantrieb für die rasante Entwicklung von ADCs in den letzten 30 Jahren. Bereits die zweite Generation von ADCs zeigte eine verbesserte therapeutische Breite im Vergleich zu herkömmlichen Chemotherapeutika, insbesondere durch die robuste Bindung des Zytostatikums an den Antikörper, was die Stabilität erhöhte und die Off-Target-Toxizität verringerte. Ein wichtiger Meilenstein war die Zulassung von Trastuzumab Emtansin (T-DM1) zur Behandlung des HER2-positiven metastasierten und später auch frühen Mammakarzinoms, da es die Heilungschancen deutlich verbesserte. Allerdings war die Wirkstofffreisetzung häufig limitiert und die Penetration des Wirkstoffs in den Tumor oft unzureichend.

In den folgenden Jahren wurde intensiv an der Weiterentwicklung der ADCs geforscht. Der Übergang zur dritten Generation stellte einen bedeutenden Fortschritt dar. Verbesserungen im Linkerdesign und höhere Drug-to-Antibody Ratios (DAR) führten zu einer effektiveren Tumorpenetration und -wirkung. Darüber hinaus ermöglichten spaltbare Linker und zellpermeable Payloads in vielen ADCs der dritten Generation den so genannten Bystander-Effekt, bei dem der freigesetzte Wirkstoff nicht nur in der Zielzelle, sondern auch in benachbarten Tumorzellen wirksam wird und so die Wirkung verstärkt und eine gewisse Heterogenität überwinden hilft. Die Zulassung von Sacituzumab Govitecan und Trastuzumab Deruxtecan als Vertreter dieser dritten Generation der ADCs läutete eine rasante Entwicklung der ADCs bei soliden Tumoren ein.

Ich danke den Autorinnen und Autoren für ihre Beiträge und hoffe, dass dieses Buch einen wichtigen Beitrag zum Verständnis der aktuellen Entwicklungen in diesem dynamischen Forschungsfeld leistet.

Mannheim, im Januar 2025 *Frederik Marmé*

Autoren

Priv.-Doz. Dr. Florian Heitz
Klinik für Gynäkologie und gynäkologische Onkologie
Kliniken Essen-Mitte
Henricistraße 92
45136 Essen

Kap. 4.

Prof. Dr. Dr. Sabine Heublein
Universitätsklinikum Ulm
Klinik für Frauenheilkunde und Geburtshilfe
Prittwitzstraße 43
89075 Ulm

Kap. 1.

Prof. Dr. Frederik Marmé
Medizinische Fakultät Mannheim der Universität Heidelberg
Universitätsklinikum Mannheim
Frauenklinik
Theodor-Kutzer-Ufer 1-3
68167 Mannheim

Kap. 3.2.

Prof. Dr. Aurelia Noske
Pathologie Medica
Hottingerstr. 9/11
8032 Zürich

Kap. 2.

Prof. Dr. Marcus Schmidt
Klinik und Poliklinik für Geburtshilfe und Frauengesundheit
Universitätsmedizin der Johannes-Gutenberg-Universität Mainz
Langenbeckstraße 1
55131 Mainz

Kap. 3.1.

Dr. med. Maria Schröder
Klinik und Poliklinik für Geburtshilfe und Frauengesundheit
Universitätsmedizin der Johannes-Gutenberg-Universität Mainz
Langenbeckstraße 1
55131 Mainz

Kap. 3.1.

Dr. Julia Welz
Klinik für Gynäkologie und gynäkologische Onkologie
Kliniken Essen-Mitte
Henricistraße 92
45136 Essen

Kap. 4.

Prof. Dr. med. Linn Wölber
Universitätsklinikum Hamburg-Eppendorf und
Dysplasiezentrum Hamburg am KHJ
Klinik für Gynäkologie
Martinistraße 52
20246 Hamburg

Kap. 4.

Inhaltsverzeichnis

1. Aufbau und Wirkungsweise der Antikörper-Wirkstoff-Konjugate

1.1. Antikörper-Wirkstoffkonjugate: drei Komponenten – ein Medikament

Grundlegend besteht ein Antikörper-Wirkstoff-Konjugat (antibody-drug-conjugate, ADC) aus drei Elementen: 1. einem Antikörper, 2. einem Verbindungsstück („Linker“) und 3. einem über dieses Verbindungsstück an den Antikörper gekoppelten Zytostatikum („Payload“). Diese drei Bestandteile bestimmen maßgeblich die Wirksamkeit und Sicherheit des Therapeutikums. Ein ideales ADC sollte im Blutkreislauf eine hohe Stabilität aufweisen und das Zytostatikum erst in der Nähe des gewünschten Wirkortes freisetzten. Mit anderen Worten, eine hohe „vor-Ort“-Toxizität selektiv im Tumor haben, in der Zirkulation jedoch zur Reduktion von Nebenwirkungen nur wenig Zytotoxizität vermitteln [1]. Hierfür müssen die Eigenschaften des Antiköpers selbst, des Linkers und des zytostatischen Payloads aufeinander abgestimmt werden. Die Optimierung eines zur Therapie von Krebserkrankungen eingesetzten ADCs beschränkt sich jedoch nicht auf den ADC selbst, sondern auch die Auswahl des Zielantigens spielt eine maßgebliche Rolle.

Dieses Kapitel soll einen Überblick über ausgewählte Ansätze der Optimierung von ADCs – mit Schwerpunkt auf den klinischen Einsatz bei Krebserkrankungen – geben.

1.2. Was unterscheidet ADCs von der „klassischen“ Chemotherapie?

Ein möglichst großer Unterschied zwischen der therapeutisch wirksamen Dosis und der Dosis, die schädliche Auswirkungen hat, ist ein grundlegendes Ziel der Arzneimittelentwicklung. Dieser Dosisunterschied wird als therapeutische Breite oder therapeutisches Fenster bezeichnet [3]. Bei schmalem therapeutischem Fenster können bereits kleine Veränderungen der Dosis (durch Dosierungsfehler, Arzneimittelinteraktionen etc.) ausgeprägte Nebenwirkungen hervorrufen. Ein ADC muss daher – genauso wie eine klassische Chemotherapie – über eine ausreichende therapeutische Breite verfügen.

Durch Konjugation an den Antikörper konnte das therapeutische Fenster der als „freie“ Chemotherapien zu stark toxischen Substanzen auf ein klinisch tolerables Niveau gesenkt werden. Dennoch bleibt das therapeutische Fenster für ADCs schmal, was dazu geführt hat, dass aufgrund der Toxizität die klinische Entwicklung zahlreicher ADCs gestoppt wurde [4]. Den therapeutischen Index (das Verhältnis zwischen der toxischen Dosis und der Dosis, bei der das Medikament wirksam wird) zu verbessern, ist eines der primären Ziele der ADC-Entwicklung [4].

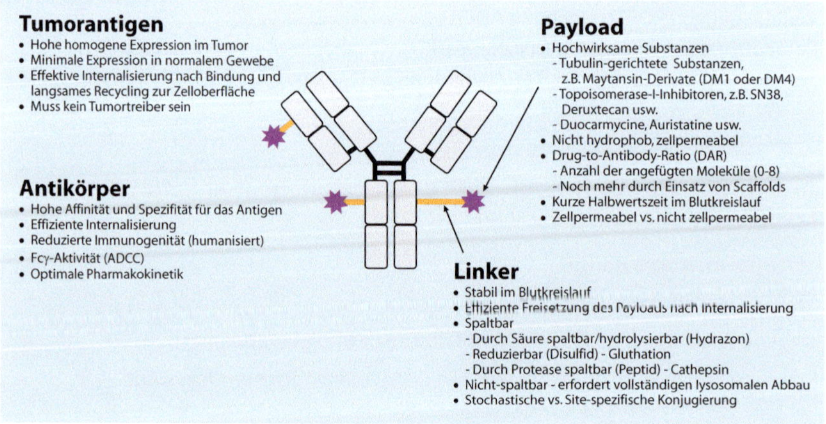

Abb. 1.1: Aufbau eines ADCs und entscheidende Merkmale der einzelnen Komponenten (mod. n. [2]).

1.3. Antigenselektion – welche Antigene eignen sich als Zielstrukturen für ADCs?

Um sogenannte „off target“-Effekte, die beispielsweise durch eine unspezifische Bindung an ein ähnliches Antigen entstehen, zu vermeiden, muss der Antikörperbestandteil des ADCs eine hohe Selektivität und Spezifität für sein Zielantigen aufweisen. Vor allem Antigene auf der Zelloberfläche eignen sich als ADC-Zielstrukturen. Bei Transmembranproteinen wird die vom ADC erkannte Proteinsequenz (Epitop) meist so gewählt, dass sie im extrazellulären Anteil des Zelloberflächenepitops gelegen ist. Antigene sollten auch nicht in relevanten Maß sezerniert werden, da somit die Menge an therapeutisch wirksamen, im Blutstrom zirkulierenden ADCs reduziert werden würde [5].

Idealerweise sollte das durch den ADC gebundene Antigen nur im Tumorgewebe und nicht in gesunden Körperzellen exprimiert sein, um die zytostatische Wirkung auf den Tumor zu konzentrieren. Hierdurch können gesunde Köperzellen verschont werden, was das Auftreten von Nebenwirkungen reduziert [6].

Neben der reinen Funktion als Bindestelle für den ADC kommt dem Antigen aber noch eine weitere Rolle zu. Es dient als Vehikel in das Zellinnere. Nach Bindung an das Antigen wird der Antigen-ADC-Komplex über den Mechanismus der Endozytose in das Zellinnere aufgenommen und dort über den Lysosomenweg prozessiert [7]. Über enzymatische und pH-Wert-abhängige Effekte führt dies letztlich zur Freisetzung des Zytostatikums im Zellinneren. Die Geschwindigkeit der Internalisierung hängt u.a. von der Bindungsstärke des ADCs an das Antigen ab, der sogenannten Avidität. Eine hohe Bindungsstärke korreliert mit einer rascheren und effektiven Internalisierung [5, 8]. Dies kann jedoch auch eine ungleiche Verteilung des ADCs im Tumor bewirken, da der ADC bereits kurz nach Austritt aus dem Blutgefäß durch Tumorzellen in Gefäßnähe internalisiert wird und gefäßferne Regionen so schlechter erreicht werden.

Ein ähnliches Phänomen kann auftreten, wenn das Zielantigen vor allem an Tumorzellen in Blutgefäßnähe exprimiert wird. Dies kann bewirken, dass das ADC bereits gefäßnah überdurchschnittlich stark von den Tumorzellen aufgenommen wird und somit gefäßfernere Regionen nicht erreicht werden [9]. Diese sogenannte „binding site barrier“ wird als einer der Gründe für reduzierte Penetranz in gefäßferne Tumorregionen gewertet.

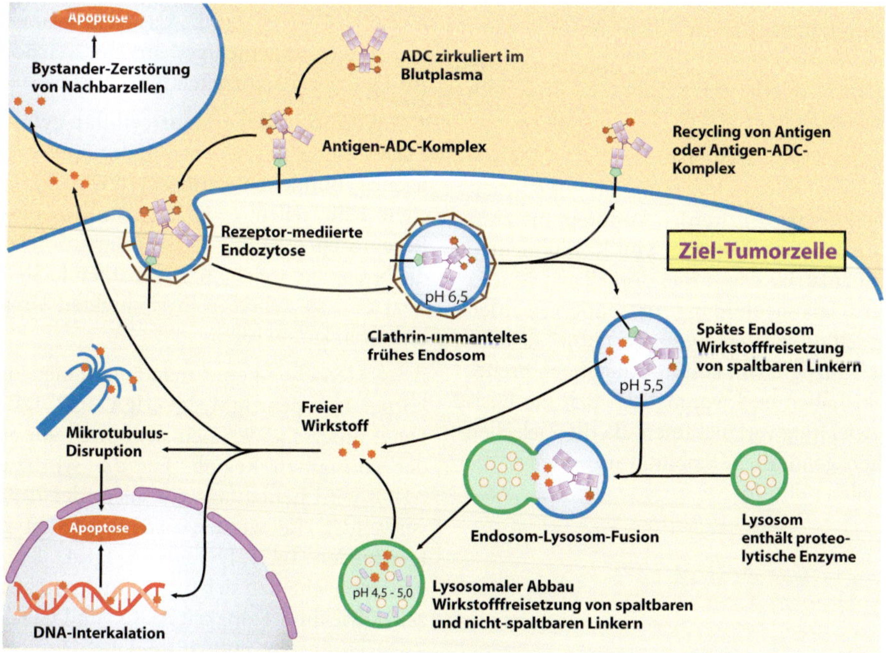

Abb. 1.2: Genereller Wirkmechanismus von ADCs (mod. n. [12]).

Die Verteilung des ADCs im Tumor wird auch durch die intratumorale Heterogenität der Antigenexpression, also das Nebeneinander von Zellen mit starker, schwacher oder gar negativer Expression des ADC-Zielantigens, bestimmt. Ein wichtiger Schritt auf dem Weg, dass auch solche Zellen mit fehlender Oberflächenexpression des Zielantigens angegriffen werden können, war die Entwicklung von spaltbaren Linkern [10]. Bei Verwendung eines spaltbaren Linkers erfolgt nach Internalisierung des ADCs in die Antigen-positive Tumorzelle eine rasche intrazelluläre Abspaltung des Zytostatikums vom Trägerantikörper. Das nun freie Zytostatikum kann durch die Zellmembran hindurch hinein in den Intrazellularraum sowie in benachbarte – auch Antigen-negative – Tumorzellen diffundieren und seine zytotoxische Wirkung entfalten. Dieser Effekt wird als „Bystander-Effekt“ bezeichnet [10, 11].

Obwohl dieses Phänomen vermutlich maßgeblich zur Wirksamkeit von ADCs bei Tumoren mit nur niedriger Positivität für das Zielantigen beiträgt, ist er auch zumindest partiell für die Wirkung eines ADCs auf gesunde Körperzellen verantwortlich und vermittelt somit auch unerwünschte toxische Effekte. Bei nicht spaltbaren Linkern wird das Zytostatikum intralysosomal erst durch Proteolyse vom Antiköper getrennt. Somit trägt es meist weiterhin mindestens eine geladene Aminogruppe und kann weniger gut als das hydrophope, freie Zytostatikum durch Zellmembranen hindurch diffundieren [7].

Präklinische Daten weisen darauf hin, dass zukünftig auch solche Moleküle als ADC-Zielstrukturen interessant werden könnten, die zwar nicht vom Tumor selbst, aber von Komponenten der Tumormatrix, der sub-endothelialen Matrix oder der Gefäßneubildung präsentiert werden [13]. Gezielt diese „Versorgungsstruktur“ der Tumorzellen anzugreifen, könnte einen noch breiteren Effekt haben und womöglich auch die Resistenzentwicklung verlangsamen, da die Zielzellen eine höhere genomische Stabilität aufweisen als die Tumorzellen selbst [5].

1.4. Antikörper – mehr als nur ein Trägermolekül

Der Antikörper stellt das Kernstück eines jeden ADC dar – durch ihn kann die Substanz überhaupt erst zur zielgerichteten Therapie werden. Unter Antikörpern versteht man Y-förmige Glykoproteine, die von Plasmazellen gebildet werden und Zielmoleküle (Antigene) binden können. Auf einem Antigen kann ein Antikörper eines oder mehrere Epitope erkennen.

In der Onkologie verwendete therapeutische Antikörper vermitteln ihre Wirkung über mindestens vier unterschiedliche Mechanismen:

1. Modulation intrazellulärer Signalwege: Durch Bindung an biologisch aktive Oberflächenmoleküle können intrazelluläre Signalwege direkt moduliert und somit tumorbiologische Eigenschaften wie Proliferation, Migration und Invasion moduliert werden.

2. Antibody-Dependent-Phagocytosis (ADCP): Durch Antikörper markierte Tumorzellen werden vom körpereigenen Makrophagen erkannt und phagozytiert [14].

3. Antikörperabhängige Komplementaktivierung (CDC): Der konstante (Fc) Teil von auf der Tumorzelloberflächen gebundenen Antikörper aktiviert C1q. Dieses leitet die klassische Reaktionskaskade des Komplementsystems ein, welche ebenso zur Lyse der Tumorzellen führt [15].

4. Antibody-dependent-cellular-cytotoxicity (ADCC): Der Fc-Teil von auf der Tumorzelloberfläche gebundenen Antikörpern wird von natürlichen Killerzellen (NK-Zellen) über deren Fc-Rezeptoren erkannt. Diese Interaktion aktiviert die NK-Zelle, welche lytisch wirkende Stoffe freisetzt und so Zellen in ihrer direkten Umgebung zerstören kann [16].

Beim Menschen kennt man 5 verschiedene Antikörper-Isotypen: IgM, IgG, IgA, IgD, IgE [1, 7]. Diese unterscheiden sich strukturell vor allem in der konstanten Region. Für die Synthese eines ADCs wird heutzutage vor allem der Isotyp IgG verwendet. Hier werden wiederum 4 Subtypen unterschieden (IgG1, IgG2, IgG3, IgG4). Die Subtypen unterscheiden sich primär in ihrer Halbwertszeit sowie ihrer Fähigkeit ADCC und CDC auszulösen [1, 7]. Der Subtyp IgG1 besitzt eine relativ lange Serumhalbwertszeit (ca. 21 Tage) sowie ausgeprägte immunaktivierende Fähigkeiten. Er wird am häufigsten für die Biosynthese von ADCs eingesetzt. IgG2 bildet Dimere aus und wird unter anderem daher selten verwendet. Ebenso spielt IgG3 wegen seiner kurzen Serumhalbwertszeit (ca. 7 Tage) eine untergeordnete Rolle. Der IgG4 Subtyp hat eine ähnliche Halbwertszeit wie IgG1, jedoch wirkt er deutlich weniger stark Komplement aktivierend. IgG4 wird vereinzelt als Baustein eines ADCs verwendet.

ADCs werden in der Medizin bereits seit den 1970er Jahren erprobt und unterscheiden sich inzwischen maßgeblich von den ursprünglich eingesetzten Substanzen. Es werden drei verschiedene Generationen von Antikörpern unterschieden [17]:

1. Erste Generation: Antikörper der ersten Generation waren murinen Ursprungs (meist erkennbar an der Endung –„mumab"). Der therapeutische Einsatz von Antikörpern der ersten Generation war jedoch dadurch limitiert, dass der Maus-basierte Antikörper im menschlichen Körper als fremd erkannt und rasch eliminiert wurde. Durch die nur partielle Inkompatibilität mit dem menschlichen Immunsystem war auch die Wirksamkeit dieser Antikörper der ersten Generation kompromittiert.

2. Zweite Generation: In der zweiten Generation wurden schon chimäre Antikörper eingesetzt (meist erkennbar an der Endung „-ximab"). Dies bedeutet, dass nur noch die Variablenbereiche des Antikörpers mit denen der Maus identisch waren, der konstante Teil jedoch mit dem menschlichen Immunsystem übereinstimmte [18].

3. Generation: Antikörper der 3. Generation sind humanisiert (Endung: „-zumab") oder komplett human-identisch (Endung: „umab") [19, 20]. Sie sind vollständig kompatibel mit dem humanen Immunsystem, eignen sich durch ihre lange biologische Halbwertzeit zur Therapie von chronischen Erkrankungen und lösen am wenigsten Immunreaktionen aus [21].

Eine Weiterentwicklung im Bereich der Antikörper liegt in der Synthese sogenannter bispezifischer oder biparatoper Antikörper. Bispezifische Antikörper erkennen gleichzeitig zwei unterschiedliche Epitope. Biparatope Antikörper sind eine Unterform der bispezifischen Antikörper. Sie erkennen zwei Epitope auf demselben Molekül [22]. Durch die „doppelte" Bindung der Zielstrukturen können die Bindeeigenschaften (Avidität und Affinität) weiter optimiert werden, was auch zu einer effektiveren Internalisierung beitragen könnte. Auch werden positive Effekte auf die Verzögerung der Resistenzentwicklung vermutet [23]. Neben weiteren Effekten scheint vor allem auch die durch bispezifische antikörpervermittelte Quervernetzung der Oberflächenantigene eine wichtige Rolle zu spielen. Durch die Kopplung von Zytostatika an bispezifische Antikörper können die biologischen Wirkungen des bispezifischen Antikörpers mit denen der ADCs verbunden werden [23].

Bei Antikörpern handelt es sich um relativ große Moleküle (150 kDa). Die Größe und die biologischen Eigenschaften des Antikörpers beeinflussen die Verteilung des ADC im Tumor. Vor allem gefäßferne Regionen des Tumors können für ADCs schlecht zugänglich sein. Eine Weiterentwicklung ist daher die Herstellung sogenannter Antikörperfragmente, die ähnlich wie ADCs an Zytostatika gekoppelt werden [24]. Dies bedeutet, dass einzig der Teil der schweren und leichten Kette des Antikörpers, welcher direkt in die Antigenbindung involviert ist (scFv [singlechain variable fragment]) als Trägermolekül für das Zytostatikum verwendet wird. Gerade Stabilität und Eindringtiefe in das Tumorgewebe könnten so verbessert werden. Jedoch bedeutet der Verzicht auf die konstante Region auch eine deutlich verminderte Aktivierung des körpereigenen Immunsystems, was eine reduzierte Wirt-anti-Tumor-Immunantwort bedingen kann [7].

1.5. Linker – klein, aber von großer Bedeutung

Über ein Verbindungsmolekül (Linker) ist das Zytostatikum an den Antikörper gekoppelt. Die chemischen Eigenschaften des Linkers spielen eine Schlüsselrolle für die Wirksamkeit eines ADCs. Der „ideale" Linker soll zwei – gegensätzlich erscheinende – Eigenschaften aufweisen. Zum einem soll der Linker solange der ADC in der Blutbahn zirkuliert eine hohe Stabilität aufweisen, um die Menge an „freiem" Zytostatikum im Kreislauf möglichst gering zu halten und so „off-target"-Effekte zu reduzieren. Zum anderen ist der Linker auch für die spezifische Freisetzung des Zytostatikums im Zielgewebe verantwortlich [25].

Grundsätzlich unterscheidet man zwei verschiedene Typen von Linkern, spaltbare und nicht spaltbare.

- Spaltbare Linker: Spaltbare Linker sind so konzipiert, dass sie in der Zirkulation stabil sind, aber rasch gespalten oder abgebaut werden können, sobald sie den Tumor oder das Innere einer Tumorzelle erreicht haben. Der Antikörperbestandteil des ADCs bleibt hierbei intakt. Durch die ortsspezifische Abspaltung des Zytostatikums vom Antikörper wird die zytotoxische Wirkung des Payloads erst am Zielort freigesetzt. Die Spaltung erfolgt abhängig von pH, Enzymumgebung oder Redoxpotential des umgebenden Milieus. Diese Umgebungsbedingungen unterscheiden sich im Blutstrom und in der Tumormikroumgebung (TME). Je nach Spaltungsmechanismus teilt man spaltbare Linker in verschiedene Typen ein [1, 8, 25]:
  - Chemisch spaltbare (z.B. säurelabile Linker, reduzierbare Disulfidlinker).
  - Enzymatisch (d.h. durch Proteasen oder Glucuronidasen) spaltbare Linker. Die meisten therapeutisch genutzten ADCs verwenden enzymatisch spaltbare Linker.

  Durch die (vergleichsweise) gezielte Spaltung des Linkers wird der Zytostatikateil so abgetrennt, dass er die biophysikalischen Eigenschaften behält, die ihn befähigen durch Zellmembranen zu diffundieren. Dieser als „Bystander-Effekt" bezeichnete Vorgang meint den Übertritt hinein in den Intrazellularraum sowie in benachbarte – auch Antigen-negative – Tumorzellen [10, 11].
- Nicht spaltbare Linker: Über nicht spaltbare Linker gekoppelte Zytostatika werden erst vom Antikörper abgespalten, wenn dieser proteasomal abgebaut wird. Der zytotoxische Wirkstoff bleibt somit auch nach der Internalisierung zunächst an den Antikörper gebunden. Erst mit dem Abbau des Antikörpers wird er abgespalten und entfaltet seine toxische Wirkung. Da bei diesem „ungerichteten" Abbau des Antikörpers zumeist Zytostatikum-Linker-Peptidfragmente entstehen, die aufgrund ihrer biophysikalischen Eigenschaften nicht durch Zellmembranen diffundieren können, wird kein relevanter „Bystander-Effekt" vermittelt (vgl. Abb. 1.2). Somit bieten nicht spaltbare Linker zwar ein einfacheres Design, aber möglicherweise eine bessere Stabilität im Blutkreislauf [10, 11, 25].

1.6. Wieviel, wo und was – „Drug-to-Antibody Ratio (DAR)", Konjugation und verwendete Zytostatika

Die Art des an den Antikörper gekoppelten Zytostatikums bestimmt maßgeblich die Wirksamkeit des ADCs. Die verwendeten Substanzen sollten ein geringes Molekulargewicht haben und wenig immunogen sein. Eine hohe Stabilität in der Zirkulation und auch ein hohes zytotoxisches Potential sind ebenso relevante Kriterien. Die hohe Zytotoxizität ist vor allem daher relevant, da gezeigt werden konnte, dass nur ein kleiner Anteil (circa 2 %) des intravenös applizierten ADCs den Tumor erreicht. Aus diesem Grund sollte das zytotoxische Potential von als „Payload" verwendeten Zytostatika circa 100- bis 1000-fach über dem einer freien, d.h. nicht an einen Antikörper gebundenen Chemotherapie liegen [1, 17].

Neben dem zytotoxischen Potential ist auch die Menge des pro Antikörper gebundenen Zytostatikums entscheidend. Mit der „Drug-to-Antibody Ratio" (DAR) wird die Anzahl der durchschnittlich pro Antikörper gebundenen Zytostatikamoleküle beschrieben. Mit den am häufigsten verwendeten Konjugationsmethoden an Lysin- oder Cystein-Reste erreicht man in der Regel die Kopplung von bis zu acht Zytostatikamolekülen pro Antikörper [1]. Obwohl eine höhere DAR eine höhere Zytotoxizität im lebenden Organismus vermuten ließe, konnte gezeigt werden, dass dem nicht so sein muss. So scheinen ADCs mit einer durchschnittlichen DAR von 2-4 Moleküle pro Antikörper toxischer zu sein als solche mit noch höherer DAR, was vermutlich mit deren biologischer Halbwertszeit zusammenhängt [26].

Der Prozess des Verbindens eines Antikörpers mit Linkermolekülen und anschließend mit einem Zytostatikum wird als Konjugation bezeichnet. Durch die Konjugation sollen idealerweise weder die biologischen Eigenschaften des Antikörpers noch die chemischen Eigenschaften des Zytostatikums beeinflusst werden. Man unterscheidet die stochastische (zufällige) von der Ort-spezifischen Konjugation [27]. Bei der stochastischen Konjugation werde bereits vorhandene Cystein- oder Lysin-Reste über Alkylierung oder Acetylierung mit den Linkermolekülen verbunden. Dieser Prozess erfolgt jedoch ungerichtet und erlaubt nicht, die genaue Menge oder den Ort der Konjugation reproduzierbar zu definieren. Auch die qualitätskontrollierende Analytik der Reaktionsprodukte ist herausfordernd [28]. Bei der Ort-spezifischen Konjugation werden über gentechnologische Methoden Antikörper generiert, die über vordefinierte Konjugationsstellen verfügen. Aminosäuren (Cystein, Glutamin) oder auch deren nicht natürlich vorkommende Derivate werden regelhaft hierfür eingesetzt [27].

Häufig verwendete Zytostatika in ADCs sind:

- Auristatine: Hierbei handelt es sich um synthetische Derivate des Naturprodukts Dolastatin [10]. Sie stören bereits in pM-Konzentration die Tubulin-Polymerisierung und hemmen so den effektiven Aufbau des zur Zellteilung notwendigen Spindelapparates [7].
- Maytansinoide: Sie werden aus der Pflanze Maytenus serrata gewonnen und wirken ebenso durch Hemmung der Mikrotubuli-Aggregation. Das zu dieser Gruppe gehörige Payload DM1 wird in Trastuzumab Emtansin, DM4 in Mirvetuximab Soravtansin verwendet [7].
- Camptothecin und seine Analoga (Irinotecan bzw. dessen aktiver Metabolit SN-38, Topotecan, Govitecan, Exatecan und Deruxtecan) hemmen Topoisomerase 1. Dieses Enzym ist für die Entdrillung der DNA-Doppelstränge bei der Replikation verantwortlich. Sein Ausfall bewirkt eine Anreicherung von DANN-Strangbrüchen. Sacituzumab Govitecan und Trastuzumab Deruxtecan tragen Payloads aus dieser Gruppe.
- Pyrrolobenzodiazepine (PBDs): PBDs leiten sich von Anthramycin ab. Sie wirken bereits in sehr niedrigen Konzentrationen (fM) und wirken als Alkylantien [5]. Der bislang einzige FDA-zugelassene Vertreter dieser Gruppe ist Zylonta [7].
- Weitere (mit Fokus auf die gynäkologische Onkologie): Duocarmycin (in Trastuzumab Duocarmycin) wirkt DNA alkylierend. Monomethyl auristatin E (MMAE in Tisotumab Vedotin) wirkt über Hemmung der Tubulin-Polymerisierung.

Literatur

1. Riccardi F, Dal Bo M, Macor P, Toffoli G. A comprehensive overview on antibody-drug conjugates: from the conceptualization to cancer therapy. Frontiers in Pharmacology. 2023;14.

2. Nagayama A, Ellisen LW, Chabner B, Bardia A. Antibody-Drug Conjugates for the Treatment of Solid Tumors: Clinical Experience and Latest Developments. Targeted oncology. 2017;12(6):719-39.

3. https://www.pschyrembel.de/Therapeutische %20 Breite/K044J. (online, letzer Zugriff 07.07.2024)

4. Coats S, Williams M, Kebble B, Dixit R, Tseng L, Yao NS, et al. Antibody-Drug Conjugates: Future Directions in Clinical and Translational Strategies to Improve the Therapeutic Index. Clin Cancer Res. 2019;25(18):5441-8.

5. Fu Z, Li S, Han S, Shi C, Zhang Y. Antibody drug conjugate: the “biological missile” for targeted cancer therapy. Signal Transduction and Targeted Therapy. 2022;7(1):93.

6. Damelin M, Zhong W, Myers J, Sapra P. Evolving Strategies for Target Selection for Antibody-Drug Conjugates. Pharm Res. 2015;32(11):3494-507.

7. Sasso JM, Tenchov R, Bird R, Iyer KA, Ralhan K, Rodriguez Y, et al. The Evolving Landscape of Antibody-Drug Conjugates: In Depth Analysis of Recent Research Progress. Bioconjug Chem. 2023;34(11):1951-2000.

8. Xu S. Internalization, Trafficking, Intracellular Processing and Actions of Antibody-Drug Conjugates. Pharm Res. 2015;32(11):3577-83.

9. Lucas AT, Price LSL, Schorzman AN, Storrie M, Piscitelli JA, Razo J, et al. Factors Affecting the Pharmacology of Antibody-Drug Conjugates. Antibodies (Basel). 2018; 7(1).

10. Kovtun YV, Audette CA, Ye Y, Xie H, Ruberti MF, Phinney SJ, et al. Antibody-drug conjugates designed to eradicate tumors with homogeneous and heterogeneous expression of the target antigen. Cancer Res. 2006;66(6): 3214-21.

11. Staudacher AH, Brown MP. Antibody drug conjuga tes and bystander killing: is antigen-dependent internalisation required? British Journal of Cancer. 2017;117(12): 1736-42.

12. Tong JTW, Harris PWR, Brimble MA, Kavianinia I. An Insight into FDA Approved Antibody-Drug Conjugates for Cancer Therapy. Molecules. 2021;26(19).

13. Samantasinghar A, Sunildutt NP, Ahmed F, Soomro AM, Salih ARC, Parihar P, et al. A comprehensive review of key factors affecting the efficacy of antibody drug conjugate. Biomed Pharmacother. 2023;161:114408.

14. Kurdi AT, Glavey SV, Bezman NA, Jhatakia A, Guerriero JL, Manier S, et al. Antibody-Dependent Cellular Phagocytosis by Macrophages is a Novel Mechanism of Action of Elotuzumab. Molecular Cancer Therapeutics. 2018;17(7):1454-63.

15. Wang G, de Jong RN, van den Bremer ET, Beurskens FJ, Labrijn AF, Ugurlar D, et al. Molecular Basis of Assembly and Activation of Complement Component C1 in Complex with Immunoglobulin G1 and Antigen. Mol Cell. 2016;63(1):135-45.

16. Tai YT, Dillon M, Song W, Leiba M, Li XF, Burger P, et al. Anti-CS1 humanized monoclonal antibody HuLuc63 inhibits myeloma cell adhesion and induces antibody-dependent cellular cytotoxicity in the bone marrow milieu. Blood. 2008;112(4):1329-37.

17. Beck A, Wurch T, Bailly C, Corvaia N. Strategies and challenges for the next generation of therapeutic antibodies. Nat Rev Immunol. 2010;10(5):345-52.

18. Morrison SL, Johnson MJ, Herzenberg LA, Oi VT. Chimeric human antibody molecules: mouse antigen-binding domains with human constant region domains. Proc Natl Acad Sci U S A. 1984;81(21):6851-5.

19. McCafferty J, Griffiths AD, Winter G, Chiswell DJ. Phage antibodies: filamentous phage displaying antibody variable domains. Nature. 1990;348(6301):552-4.

20. Jones PT, Dear PH, Foote J, Neuberger MS, Winter G. Replacing the complementarity-determining regions in a human antibody with those from a mouse. Nature. 1986;321(6069):522-5.

21. Lu R-M, Hwang Y-C, Liu IJ, Lee C-C, Tsai H-Z, Li H-J, et al. Development of therapeutic antibodies for the treatment of diseases. Journal of Biomedical Science. 2020;27(1):1.

22. Niquille DL, Fitzgerald KM, Gera N. Biparatopic antibodies: therapeutic applications and prospects. MAbs. 2024;16(1):2310890.

23. Gu Y, Wang Z, Wang Y. Bispecific antibody drug conjugates: Making 1+1>2. Acta Pharmaceutica Sinica B. 2024;14(5):1965-86.

24. Deonarain MP, Yahioglu G, Stamati I, Edwards B, Diez-Posada S, Perez-Castro I, et al. Abstract 1763: Gastric cancer antibody fragment drug-conjugates (FDCs): Succeeding in solid tumors where ADCs fail. Cancer Research. 2022;82(12_Supplement):1763-.

25. Su Z, Xiao D, Xie F, Liu L, Wang Y, Fan S, et al. Antibody-drug conjugates: Recent advances in linker chemistry. Acta Pharm Sin B. 2021;11(12):3889-907.

26. Hamblett KJ, Senter PD, Chace DF, Sun MM, Lenox J, Cerveny CG, et al. Effects of drug loading on the antitumor activity of a monoclonal antibody drug conjugate. Clin Cancer Res. 2004;10(20):7063-70.

27. Sadiki A, Vaidya SR, Abdollahi M, Bhardwaj G, Dolan ME, Turna H, et al. Site-specific conjugation of native antibody. Antib Ther. 2020;3(4):271-84.

28. Yang L, Chumsae C, Kaplan JB, Moulton KR, Wang D, Lee DH, et al. Detection of Alkynes via Click Chemistry with a Brominated Coumarin Azide by Simultaneous Fluorescence and Isotopic Signatures in Mass Spectrometry. Bioconjug Chem. 2017;28(9):2302-9.

2. Biomarker

2.1. HER2 beim Mammakarzinom

Zielgerichtete Therapie gegen HER2

Die Proteinüberexpression von HER2 (humaner epidermaler Wachstumsfaktor; auch HER2/neu, ERBB2) ist in etwa 15% aller Mammakarzinome nachweisbar. Sie basiert in diesen Fällen auf einer HER2- Genamplifikation und ist mit einer ungünstigen Prognose assoziiert [1]. Infolge einer Amplifikation des HER2-Gens kommt es zu einer Vermehrung des Rezeptors an der Oberfläche von Tumorzellen und dadurch verstärkten Aufnahme von Signalen zum Zellwachstum und Zellteilung.

Mittels molekularer Analysen und in der Absicht gezielte Tumortherapien zu entwickeln, gelang Slamon und seinem Team vor über 35 Jahren die Identifikation von HER2 als Marker für eine besonders aggressive Form des Mammakarzinoms [2].

Die erstmalige Entwicklung einer zielgerichteten Tumortherapie war ein gegen HER2 gerichteter humanisierter monoklonaler Antikörper, Trastuzumab (Handelsname Herceptin®), und führte vor über 20 Jahren zu einem Paradigmenwechsel in der Therapie des Mammakarzinoms (Zulassung 1998 FDA, 2000 EMA). Die neuartige Therapie führte zu einer signifikanten Verbesserung des Überlebens der Patienten mit HER2-positivem Mammakarzinom [3, 4]. Die Funktionsweise basiert auf der Hemmung der HER2-Signaltransduktion und damit einer Hemmung der Tumorproliferation. Zwischenzeitlich wurde gezeigt, dass Trastuzumab nur bei einer Proteinüberexpression (IHC 3+) und/oder Amplifikation von HER2 wirksam ist und Tumoren mit geringerer HER2-Expression (IHC ≤ 2+) und ohne HER2-Amplifikation keinen Therapieeffekt aufweisen [5].

Seit der Einführung von Trastuzumab wurden weitere anti-HER2 gerichtete Medikamente zugelassen, die dazu beigetragen haben, dass Patienten mit HER2-positiver Erkrankung im frühen und fortgeschrittenen Krankheitsstadium einen besseren Verlauf haben [6, 7].

Prädiktive HER2-Testung

Für die Selektion der Patienten, die sich für eine anti-HER2 gerichtete Therapie qualifizieren, ist eine Analyse des HER2-Status erforderlich. Die Testung erfolgt entsprechend den Empfehlungen der ASCO/CAP (Amerikanische Gesellschaft für klinische Onkologie/Kollegium der Amerikanischen Pathologen)-Leitlinie, die im Laufe der Jahre mehrmals aktualisiert wurde [8, 9]. Die Untersuchung ist obligat bei allen neu diagnostizierten Mammakarzinomen und sollte bei Rezidiven und Metastasen erneut überprüft werden [10, 11].

Da der HER2-Status unerlässlich für die Einschätzung der Prognose und des Behandlungskonzepts ist, erfolgt die Bestimmung vorzugsweise an der prätherapeutischen Biopsie. Aufgrund der hohen Konkordanz für HER2 zwischen Biopsie und Operationspräparat ist eine Überprüfung am Operationspräparat nur erforderlich, wenn der HER2-Status für den histologischen Typ nicht typisch ist. Eine erneute Testung kann auch erfolgen, wenn in der Biopsie wenig Tumor enthalten war oder präanalytische Faktoren die Beurteilung beeinträchtigt haben [12].

HER2-Immunhistochemie (IHC)

Die immunhistochemische HER2-Bestimmung ist eine automatisierte und standardisierte Analyse, die auf die Identifikation der Überexpression von HER2 abzielt. Verschiedene Testkits stehen kommerziell zur Verfügung und sind zum Nachweis einer Überexpression optimiert. Die Anwendung sollte entsprechend den Herstellerangaben erfolgen und im Labor validiert werden. In Europa ist die Zulassung eines Medikamentes nicht an einen bestimmten diagnostischen Test gebunden, so dass verschiedene Produkte im Einsatz sind. Zu den führenden CE-IVD-Tests gehören der HercepTest™ Dako und Pathway anti-HER2 (4B5) Ventana. Ein Vergleich des HercepTest™ pAb mit dem Ventana (4B5) Assay zeigte eine hohe Übereinstimmung, wobei Ventana (4B5) höhere HER2-Kategorien identifizierte als der HercepTest (polyklonal) [13]. In einer anderen Studie wurde der neue HercepTest™ mAb pharmDx mit dem Ventana (4B5) verglichen, wo sich ebenfalls eine hohe Konkordanz ergab, wobei der HercepTest höhere HER2-Kategorien als der 4B5 Ventana detektierte [14].

HER2-Auswertung und -Interpretation

Die semiquantitative Evaluation der immunhistochemischen HER2-Expression beinhaltet die Beurteilung der Vollständigkeit der membranären Expression und der Färbeintensität. Dadurch ergeben sich unterschiedliche Expressionslevel (Score 0 bis 3+). Abweichende Expressionsmuster, wie zum Beispiel zytoplasmatische Färbereaktionen, sind als negativ einzustufen. Eine Heterogenität von HER2 beim Mammakarzinom ist eher selten und in der Regel durch präanalytische Faktoren oder Artefakte im Gewebe bedingt. Regelmäßige Überprüfungen der Färberesultate in externen Qualitätskontrollen im Rahmen von Ringversuchen sind zu empfehlen [12].

Ein HER2-positiver Status liegt gemäß ASCO/CAP-Leitlinie (2018/2023) bei einem immunhistochemischen Score 3+ vor oder bei einem Score 2+ mit nachgewiesener Genamplifikation mittels in-situ-Hybridisierung (ISH) (☞ Abb. 2.1).

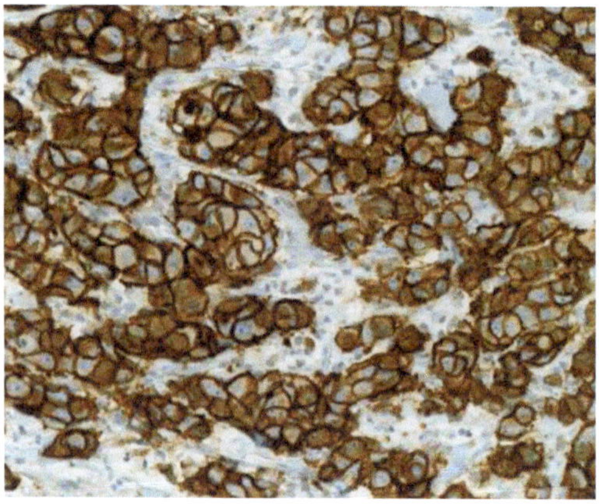

a

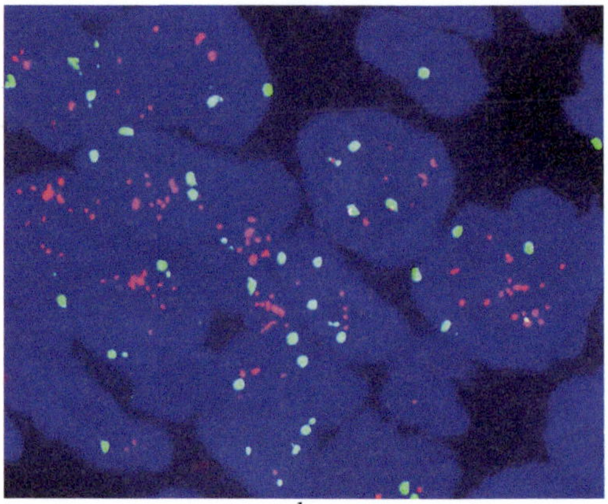

b

Abb. 2.1: Beispiel eines HER2-positiven Mammakarzinoms mit IHC Score 3+ **(a)** bzw. HER2-Amplifikation in der Fluoreszenz-in-situ-Hybridisierung **(b)** (Abbildungen von A. Noske).

Der Score 0 und 1+ werden als negativ gewertet. Vgl. bitte Algorithmus zur Auswertung (☞ Abb. 2.2).

In der Vergangenheit haben Studien über eine mangelnde Übereinstimmung der HER2-Resultate zwischen den Pathologen berichtet [15, 16].

Die zunehmende Modernisierung der Pathologie mit automatisierten Färbeprozessen, dem Training der Pathologen, der Teilnahme an Ringversuchen und die Standardisierung von Auswertungen und Berichterstattung haben zu einer besseren Qualität geführt, was sich auch bei der HER2-Diagnostik beim Mammakarzinom widerspiegelt. So war in einer Studie mit Proben aus dem Zeitraum 2005-2007 die Diskordanz zwischen lokaler und zentraler Pathologie mit 6 % sehr gering [17]. In einer anderen Studie sank die Diskordanzrate für HER2 von 52,4 % auf 8,4 % in einem Zeitraum von 12 Jahren [18].

HER2-low-Kategorie

Die DESTINY-Breast04-Studie hat erstmalig eine Wirksamkeit des gegen HER2 gerichteten Antikörper-Wirkstoff-Konjugats, Trastuzumab Deruxtecan, bei Mammakarzinomen mit niedriger HER2-Expression gezeigt, wodurch eine neue Bewertung der HER2-Expression ausgelöst wurde [19]. Im Rahmen der Studie wurde die Terminologie der „HER2-low"-Kategorie geprägt, zu der alle Karzinome mit einem immunhistochemischen Score 1+ oder 2+/ ISH-negativem Resultat zählen. Etwa 45-60 % aller Mammakarzinome weisen eine

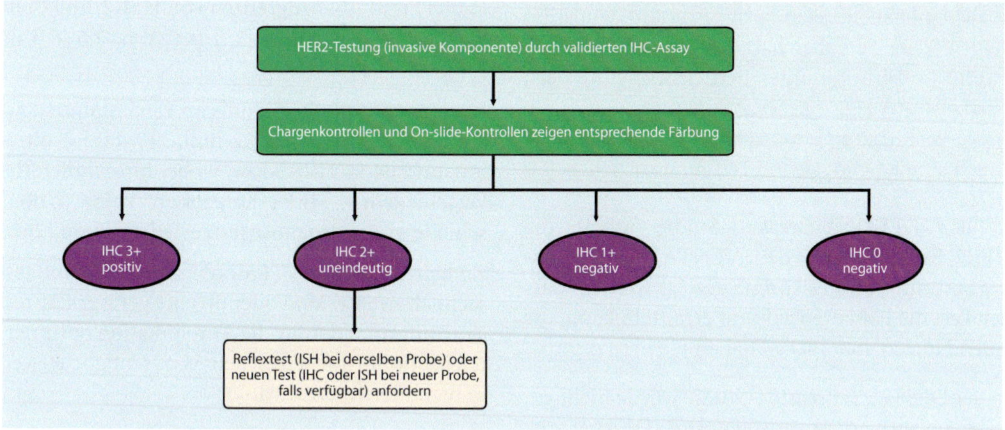

Abb. 2.2: Algorithmus zur Auswertung der HER2-Immunhistochemie (mod. n. [12]).

niedrige HER2-Expression auf (☞ Abb. 2.3) [7, 20], wodurch sich nun eine neue Therapieform für eine große Gruppe von Mammakarzinomen ergibt.

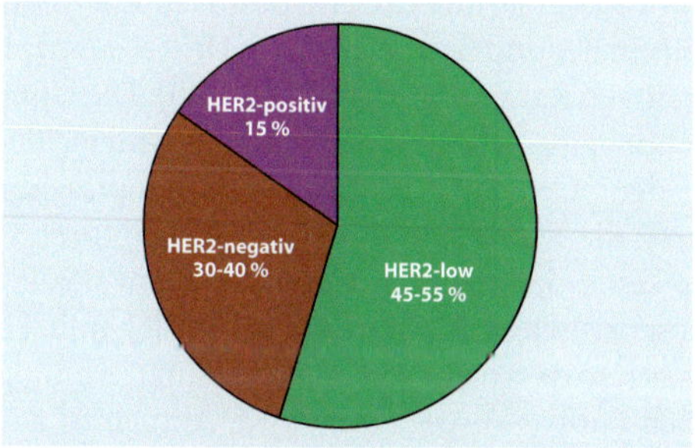

Abb. 2.3: Verteilung des HER2-Status unter Berücksichtigung der HER2-low-Kategorie beim Mammakarzinom [7].

Bestimmung von HER2-low

Der HER2-low-Status ist mit einem in-vitro-Diagnostik (IVD)-Medizinprodukt mit CE-Kennzeichnung zu ermitteln (Fachinformation Enhertu®). Wenn kein CE-IVD-Medizinprodukt verfügbar ist, muss die Analyse mit einem alternativen validierten Test durchgeführt werden. Gemäß den kürzlich aktualisierten Empfehlungen von ASCO/CAP 2023 ergeben sich keine Veränderungen für den Auswertealgorithmus von HER2 [9]. Die bisherige semiquantitative Einteilung der immunhistochemischen Expression von HER2 (Score 0, 1+, 2+, 3+) ist ausreichend, um Patienten zu identifizieren, die für eine Therapie mit T-DXd in Betracht kommen. Die Herausforderung für die Pathologie besteht in der Unterscheidung niedriger Expressionslevel. Wichtig ist hierbei eine präzise Unterscheidung zwischen Score 0 und 1+. Dazu sollte eine hohe Vergrößerung mit dem Mikroskop (40x) gewählt werden. Bei grenzwertigen Fällen, zum Beispiel nahe des Cut-offs von 10 %, ist die Beurteilung durch einen zweiten Pathologen zu empfehlen.

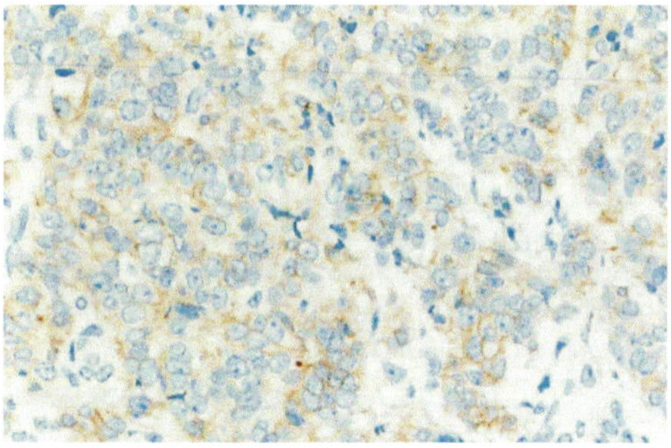

Abb. 2.4: Beispiel eines Mammakarzinoms mit HER2-low-Expression (Abbildung von A. Noske).

Da die zurzeit verfügbaren immunhistochemischen Tests für die Detektion einer Überexpression von HER2 (basierend auf einer Amplifikation) optimiert sind, sollten Kontrollgewebe mit unterschiedlichen Expressionslevels mitgeführt werden, um sicherzustellen, dass der Test eine angemessene Sensitivität hat. Für die Untersuchungen sind das Gewebe des Primärtumors oder der Metastase geeignet.

Falls Untersuchungen in der Primärdiagnostik einen Score 0 ergeben haben, ist es empfehlenswert, die Färbung unter Berücksichtigung der neuen Datenlage zu reevaluieren, ggf. eine andere verfügbare Gewebeprobe zu testen oder auch eine Re-Biopsie in Erwägung zu ziehen.

In der DESTINY-Breast04-Studie wurde die HER2-Expression mit dem VENTANA (4B5) Assay bestimmt und es konnte gezeigt werden, dass der Test die Patienten akkurat ermitteln kann, die einen Nutzen von T-DXd haben [19].

In der DESTINY-Breast04-Studie wurde nicht getestet, ob auch ein Ansprechen auf T-DXd bei Score 0 vorliegt, somit wurde kein neuer prädiktiver Marker validiert. Zusammenfassend ist die HER2-low-Kategorie gemäß ASCO/CAP 2023 keine prognostische oder prädiktive Kategorie und wurde daher auch nicht in der aktuellen Leitlinie berücksichtigt [21]. In der DAISY Phase-II-Studie wurden erstmalig Patienten mit metastasiertem Brustkrebs und HER2-Score 0 eingeschlossen, wo T-DXd zu einem ähnlichen Ansprechen wie bei Score 1+ geführt hat [22]. Kürzlich wurden erste Resultate der DESTINY-Breast06-Studie bekanntgegeben, wo T-DXd mit einem signifikant besseren progressionsfreien Überleben bei Patienten mit metastasiertem HR-positiven Mammakarzinom und HER2-low sowie auch HER2-ultra-low (>0<1) assoziiert war [23].

Diese aktuellen Daten führen zu einer weiteren Unterteilung der niedrigen HER2-Expression, der „Ultra-low"-Kategorie. Ultra-low entspricht einem Score 0, aber mit einer geringen inkompletten membranären Expression <10 % der Tumorzellen (>0<1) und ist abzugrenzen von HER2-null ohne jegliche Färbereaktion [25] (☞ Abb. 2.5 + Tab. 2.1).

In einer chinesischen Studie an 1363 Mammakarzinomen waren 6 % HER2-null, 29 % HER2-ultra-low und 64 % HER2-low, wobei hinsichtlich der verschiedenen HER2-Kategorien keine Unterschiede in der Prognose festzustellen waren [26].

Zu klären bleibt, ob Tumoren mit HER2-null tatsächlich negativ sind oder ob eine geringe Expression aufgrund der für die Amplifikation optimierten immunhistochemischen Assays möglicherweise nicht detektiert wird.

Biologie von HER2-low-Mammakarzinomen

Verschiedene Studien haben untersucht, ob es molekulare Unterschiede zwischen HER2-low und HER2-null (Score 0) oder innerhalb der HER2-low-Gruppe gibt. Dabei zeigte sich, dass die Gruppe der HER2-low-Karzinome biologisch heterogen ist. Eine niedrige HER2-Expression fand sich in etwa zwei Drittel der HR-positiven Karzinome (Luminal A und B) und in einem Drittel der triple-negativen Karzinome (basal-like) [20]. Die Untersuchungen ergaben nur sehr geringe Unterschiede in den Genexpressionsprofilen, hauptsächlich durch die Expression der Hormonrezeptoren sowie keine signifikanten Unterschiede in der Prognose zwischen HER2-low und HER2-null [20, 27-29], so dass nicht von einem distinkten biologischen Subtyp ausgegangen wird. Aktuell ist auch gemäß ESMO Experten Konsensus Statement 2023 die HER2-low-Erkrankung keine eigenständige molekulare Entität, sondern eine heterogene Gruppe von Tumoren, die eher durch die Hormonrezeptorexpression geleitet wird [25].

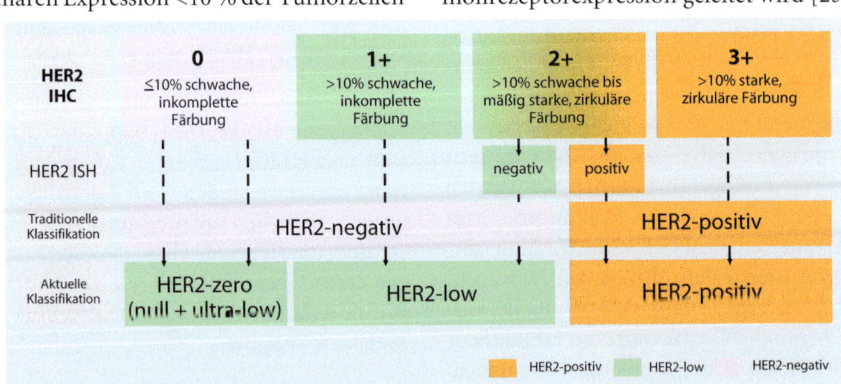

Abb. 2.5: Beurteilung der HER2-Immunhistochemie unter Berücksichtigung der HER2-low-Kategorie [24].

Beschreibung der Färbung	Bezeichnung durch die ASCO/CAP Guideline 2018	Schlussfolgerung der ASCO/CAP Guideline 2018	Schlussfolgerung der ESMO Clinical Practice Recommendation 2023
Keine Färbung	HER2-0	HER2-negativ	**HER2-0** *HER2-null*
Unvollständige oder undeutliche Färbung in ≤10 % der invasiven Tumorzellen	HER2-0	HER2-negativ	**HER2-0** *HER2-ultra-low*
Unvollständige oder undeutliche Färbung in >10 % der invasiven Tumorzellen	HER2 1+	HER2-negativ	**HER2-low**
Schwache bis mäßig vollständige Membranfärbung in >10 % der invasiven Tumorzellen (ISH-negativ)	HER2 2+ nicht amplifiziert	HER2-negativ	**HER2-low**
Schwache bis mäßig vollständige Membranfärbung in >10 % der invasiven Tumorzellen (ISH-positiv)	HER2 2+ amplifiziert	HER2-positiv	**HER2-positiv**
Intensive vollständige Membranfärbung in >10 % der invasiven Tumorzellen	HER2 3+	HER2-positiv	**HER2-positiv**

Tab. 2.1: Vergleich der Einteilung des HER2-Status durch die ASCO/CAP Guideline und die ESMO Clinical Practice Recommendation (mod. n. [9, 25]).

Die Heterogenität in der HER2-low-Gruppe kann sich auch auf den klinischen Verlauf der Erkrankung auswirken, wie andere Studien zeigen. In einer Metaanalyse hatten Patienten mit HER2-low im frühen Stadium ein signifikant besseres krankheitsfreies Überleben und Gesamtüberleben als Patienten mit HER2-null sowie ein besseres Gesamtüberleben in der HR+ und HR- HER2-low-Population. Patienten mit HER2-low-Tumoren hatten eine geringere pCR-Rate als Patienten mit HER2-null-Tumoren, in der Gesamtpopulation und HR+ Gruppe. Im metastasierten Stadium hatten Patienten mit HER2-low-Tumoren ein besseres Gesamtüberleben als Patienten mit HER2-null-Tumoren, in der Gesamtpopulation und unabhängig vom HR-Status [30].

Auswertungen von verschiedenen klinischen Studienkollektiven ergaben ebenfalls, dass HER2-low-Karzinome ein geringeres Ansprechen auf eine neoadjuvante Chemotherapie aufwiesen, sowohl in der Gesamtkohorte als auch in der HR-positiven Subpopulation. Weiterhin hatten Patienten mit HER2-low-Tumoren eine bessere Prognose nach neoadjuvanter Therapie in der HR-negativen Subpopulation, wenn sie nicht auf eine neoadjuvante Therapie angesprochen hatten [31].

Konkordanz der HER2-low-Auswertung

Der HER2-Status wurde am Kollektiv der DESTINY-Breast04-Studie hinsichtlich lokaler und zentraler Resultate verglichen. Dabei wurden 78 % (823/1060) der Proben, die aufgrund früherer (lokaler) Ergebnisse als HER2-low eingestuft wurden, durch zentrale Tests mit dem Pathway anti-HER2 4B5 Ventana Assay als HER2-low bestätigt. Von den 22 % der nicht übereinstimmenden Fälle wurden 88 % (208/237) zentral mit einem Score 0 und 12 % (29/237) mit einem Score 2+/ISH+ oder Score 3+ bewertet [32].

Eine Diskussion über die Reproduzierbarkeit der HER2-low-Kategorie wurde unter den Pathologen durch die neuen Studien ausgelöst sowie die Forderung nach sensitiveren oder alternativen Tests [20]. Die Übereinstimmung bei der Evaluation von HER2-low variiert zwischen den Pathologen und bedarf Verbesserungen. Zum Zeitpunkt einiger Konkordanzstudien war die HER2-low-Kategorie und akkurate Unterscheidung von Score

0 und 1+ teilweise noch nicht klinisch relevant oder die Auswerter wurden nicht auf die präzise Unterscheidung der 4 Scoring-Kategorien hingewiesen [20, 33-35]. Die Übereinstimmung war besonders mangelhaft, wenn es sich um schwierige Fälle handelte, zum Beispiel bei Heterogenität, Grenzfällen nahe des 10 % cut-off oder beim Scoring in vier Kategorien [35]. Weiterhin erfolgten die Auswertungen teils am Bildschirm von digitalisierten Schnitten und teils am Mikroskop, was auch zu einer unterschiedlichen Beurteilung führen kann. Das Bewusstsein über die Bedeutung der HER2-low-Kategorie und das bereits stattfindende Training der Pathologen erhöhen die Qualität der HER2-Bestimmung. In einer kürzlich durchgeführten Studie mit Pathologen aus verschiedenen Ländern konnte eine Konkordanz für HER2-low in über 80 % beobachtet werden, sowohl für VENTANA 4B5 als auch für den HercepTest und insbesondere für die Unterscheidung von HER2 Score 0 vs. HER2-low [36].

Zur Verbesserung der Reproduzierbarkeit und Genauigkeit der HER2-Diagnostik sind externe Qualitätskontrollen, wie die Teilnahme an Ringversuchen, empfehlenswert [24, 25].

Änderung von HER2-low in der Tumorprogression

Der HER2-Status ist dynamisch und kann zwischen Primärtumor und Metastase variieren, insbesondere die HER2-low-Kategorie kann sich im Verlauf der Erkrankung verändern.

Ein Vergleich von Primärtumoren und Rezidiven ergab Veränderungen von HER2-0 in HER2-low und umgekehrt in ca. 40 % der HR-positiven Karzinome und ca. 30 % der triple-negativen Karzinome (☞ Abb. 2.6; [37]).

In einer anderen Studie fanden sich ähnliche Veränderungen von HER2-null zu HER2-low und umgekehrt in ca. 20 % bei den triple-negativen Karzinomen und in ca. 30 % bei den HR-positiven Karzinomen, wobei HER2-low vermehrt in fortgeschrittenen Stadien zu beobachten war. Hingegen waren Abweichungen von HER2-positiv zu HER2-low bzw. HER2-null in nur ca. 5 % der untersuchten Karzinome nachweisbar [38].

Tarantino et al. beobachteten ebenfalls eine Diskordanz zwischen frühen und fortgeschrittenen Mammakarzinomen mit niedriger HER2-Expression und eine Zunahme von HER2-low beim fortgeschrittenen Stadium [39]. In der DESTINY-Breast04-Studie wurde die HER2-low-Kategorie an Primärtumoren (35 %) und Metastasen (65 %) ermittelt. Der Effekt von T-DXd auf das progressionsfreie Überleben war unabhängig von der Lokalisation und Art der Tumorprobe [40]. In Zusammenschau der genannten Studien kann die Expression von HER2 im Verlaufe der Erkrankung variieren. Da die HER2-low-Kategorie häufiger im fortgeschrittenen Stadium nachzuweisen ist, sollte der HER2-Status bei erneutem Auftreten der Erkrankung an einer Biopsie überprüft werden. Anzumerken ist hier jedoch auch, dass die Variabilität von HER2 nicht nur auf biologische Gründe, sondern auch auf technische Ursachen zurückzuführen ist, wie zum Beispiel Art des untersuchten Ge-

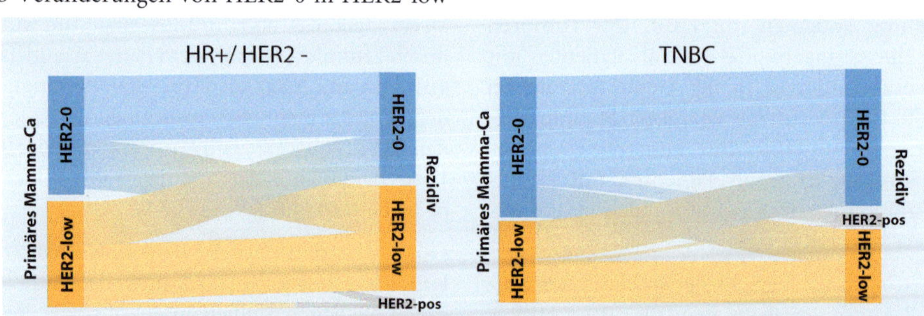

		HER2 Rezidiv/Metastasen N (%)			Total
		0	Low	Positiv	
HER2 primär N (%)	0	96 (28,6)	72 (21,4)	9 (2,7)	177 (52,7)
	Low	64 (19,0)	87 (25,9)	8 (2,4)	159 (47,3)
Total		160 (47,6)	159 (47,3)	17 (5,1)	336 (100)

		HER2 Rezidiv/Metastasen N (%)			Total
		0	Low	Positiv	
HER2 primär N (%)	0	36 (45,6)	11 (13,9)	4 (5,1)	51 (64,6)
	Low	13 (16,5)	14 (17,7)	1 (1,3)	28 (35,5)
Total		13 (62,1)	25 (31,6)	5 (6,4)	79 (100)

Abb. 2.6: Veränderung des HER2-Status zwischen Primärtumor und Metastase.

webes (Biopsie vs. Resektat, frisch vs. alt) und Art des HER2-Tests.

Zurzeit gibt es keine alternativen Methoden zur HER2-Bestimmung, die in der klinischen Praxis einsatzbereit sind. Neue Technologien wurden entwickelt, aber bislang nicht klinisch validiert, dazu gehören Methoden zur Quantifizierung des HER2-Gens mittels RT-qPCR [41], Messung der HER2-mRNA-Expression [16], Massenspektrometrie [42] oder Hochdurchsatz-Analysen von DNA, bekannt als Next Generation Sequencing (NGS), wo die parallele Sequenzierung von vielen Genen gleichzeitig möglich ist [43].

Zur Verbesserung der Konkordanz unter den Pathologen können automatisierte Auswertealgorithmen, die auf AI basieren, eine Anwendung bei der HER2-Analyse finden [44].

AI-unterstützte Auswertungen konnten in einer Studie zu einer Verbesserung der Konkordanz unter den Pathologen von 49 % auf 74 % führen [45].

2.2. HER2 in anderen Karzinomen

Eine HER2-Überexpression wird in einer Vielzahl von Karzinomen beobachtet, neben dem Mammakarzinom und Karzinom des Magens sowie gastrooesophagealen Übergangs, u.a. in gynäkologischen Karzinomen, Karzinomen der Lunge, Speicheldrüsen, Gallenblase und Harnblase [46-48]. Die routinemäßige Bestimmung des HER2-Status bei Diagnosestellung erfolgt bislang nur bei Mamma- und Magenkarzinomen nach entsprechenden ASCO/CAP-Leitlinien [12, 49], während für andere Tumorentitäten bislang keine Richtlinien zur Auswertung existieren.

Ähnlich wie beim Mammakarzinom ist die HER2-Proteinüberexpression mit einer ungünstigen Prognose und erhöhtem Rezidivrisiko assoziiert und eine HER2-gerichtete Therapie indiziert. Das HER2-positive Magenkarzinom wird mit Trastuzumab in Kombination mit einer Chemotherapie behandelt. Im Gegensatz zu Mammakarzinomen haben klinische Studien mit Pertuzumab, Lapatinib oder T-DM1 beim HER2-positiven Magenkarzinom nicht zu signifikanten Verbesserungen des klinischen Verlaufs beigetragen [50]. Seit kurzem können in der zweiten oder dritten Therapielinie und zuvor mit Trastuzumab behandelte Patienten auch Trastuzumab deruxtecan (T-DXd) erhalten [51]. Da einige HER2-positive Magenkarzinome ihre Überexpression nach Trastuzumab-Therapie verlieren können, wird eine Reevaluation des HER2-Status an einer neuen Biopsie vor T-DXd-Therapie empfohlen.

HER2-gerichtete Therapien sind bislang nicht bei allen HER2-positiven Karzinomen etabliert. Kürzlich wurde in einer Phase-II-Studie (DESTINY-PanTumor02) die Wirksamkeit von Trastuzumab deruxtecan (T-DXd) in HER2 exprimierenden (Immunhistochemie Score 3+/ 2+), vorbehandelten und fortgeschrittenen oder metastasierten Karzinomen, für die keine alternativen Behandlungsmöglichkeiten bestehen, getestet [52]. Die Studie zeigte einen Nutzen für alle Tumortypen, vor allem für HER2 IHC Score 3+ Fälle sowie besonders hohe Ansprechraten in den gynäkologischen Tumoren (Endometrium-, Zervix- und Ovarialkarzinome). In der STATICE-Studie wurde die Wirksamkeit von T-DXd bei Patienten mit vorbehandelten, fortgeschrittenen oder rezidivierten Karzinosarkomen des Uterus mit geringer (Immunhistochemie Score 1+) und hoher (Immunhistochemie Score ≥2+) HER2-Expression getestet, dabei zeigte sich eine klinisch bedeutsame Wirksamkeit unabhängig vom HER2-Status [53].

Neben der molekularen Typisierung des Endometriumkarzinoms (*POLE*-utramutated, MMRd, p53-abnormal/mut, nicht spezifisches molekulares Profil) gewinnt der HER2-Status zunehmend an Bedeutung. Bislang wurde eine HER2-Proteinüberexpression bzw. Amplifikation vor allem beim serösen Typ beschrieben und eine Testung bei serösen Endometriumkarzinomen empfohlen [54]. Kürzlich wurden die molekular charakterisierten high-risk Endometriumkarzinome der PORTEC-3-Studie hinsichtlich des HER2-Status untersucht. Eine Überexpression/Amplifikation fand sich in 5,9 % (24/407) aller Karzinome, darunter vor allem beim serösen Typ (37,5 %), aber auch in endometrioiden (25 %) und klarzelligen Karzinomen (20,8 %). HER2 war weiterhin hochsignifikant mit dem molekularen p53 abnormalen (p53abn) Subtyp assoziiert. Die Autoren empfehlen daher eine HER2-Testung, nicht nur entsprechend des histologischen Typs, sondern vor allem nach dem molekularen Subtyp [55].

In vielen der oben aufgeführten Tumorentitäten wird auch eine geringe HER2-Expression (HER2-

Immunhistochemie Score 1+ oder 2+) gefunden, wie zum Beispiel in Karzinomen des Magens und gastrooesophagealen Übergangs (34,6 %), der Speicheldrüsen (50 %), der Lunge (46,9 %), des Endometriums (45,5 %), des Urothels (46 %) und der Gallenblase (45,5 %) [48].

In Zusammenschau der oben genannten aktuellen Studien wird eine HER2-Testung, wie sie standardmäßig beim Mamma- und Magenkarzinom erfolgt, somit auch an Bedeutung für andere Tumorentitäten gewinnen.

2.3. HER2-Mutationen

Aktivierende HER2-Mutationen wurden erstmalig beim HER2-negativen (Immunhistochemie und in-situ-Hybridisierung negativ) Mammakarzinom vor über 10 Jahren beschrieben [56]. Mittlerweile ist bekannt, dass somatische HER2-Genmutationen in verschiedenen Karzinomen vorkommen und in einzelnen speziellen histologischen Typen besonders häufig anzutreffen sind. Eine hohe Prävalenz (10-20 %) zeigt sich in Harnblasenkarzinomen (plasmozytoide Variante in bis zu 15 %), in metastasierten kutanen Plattenepithelkarzinomen (17,2 %) und beim neuroendokrinen Prostatakarzinom (19,6 %). Eine signifikante Prävalenz (<10 %) findet sich auch in häufig vorkommenden Karzinomen, wie u.a. der Mamma, Magen und Lunge [57].

Angaben zur Häufigkeit von HER2-Mutationen beim Mammakarzinom variieren und betragen ca. 2-4 % und werden vor allem beim lobulären Typ beobachtet [57-59]. Sie sind unabhängig vom HER2-Amplifikationsstatus und können mit Resistenzen gegenüber endokrinen Therapien und anti-HER2-gerichteter Therapie einhergehen [58].

HER2-Mutationen führen zu einer onkogenen Aktivierung von HER2, ähnlich wie durch eine Amplifikation, jedoch kommt eine gleichzeitige Amplifikation nicht oder nur selten vor. Die Mutationen kommen in allen Exonen des HER2-Gens mit signifikanter Heterogenität zwischen und innerhalb der Karzinomtypen vor. Durch diese Vielfalt erschwert sich das Verständnis über die Auswirkungen der veränderten Proteine in Hinblick auf Wirksamkeit und Resistenzen gegenüber HER2-gezielten Therapien sowie bei der Selektion der Patienten. In den Standardanalysen (HER2-Immunhistochemie und in-situ-Hybridisierung) wird diese Subgruppe nicht identifiziert. Bislang fehlen auch aussagekräftige Daten zur Prognose und dem Ansprechen auf Therapien, da keine regelmäßigen Testungen auf HER2-Mutationen erfolgen. In einer Studie von Wang et al. waren somatische HER2-Mutationen beim Mammakarzinom ohne HER2-Amplifikation mit einer ungünstigen Prognose assoziiert [60].

Gegen HER2-gerichtete Therapien (monoklonaler Antikörper, ADC und TKI) können zur Behandlung bei HER2-mutierten Karzinomen eingesetzt werden. Es eignen sich v.a. Kombinationstherapien, die in klinischen Studien getestet werden, wie z.B. Neratinib, Trastuzumab und Fulvestrant beim HR-positiven, HER2-negativen, HER2-mutierten und metastasierten Mammakarzinom [61].

Die bisherigen HER2-gerichteten Therapien sind jedoch nicht in allen Tumoren ausreichend effektiv. Für das HER2-mutierte, nicht-kleinzellige Lungenkarzinom (NSCLC) erfolgte daher bereits die Zulassung von Trastuzumab deruxtecan (T-DXd) durch die FDA und EMA als neue Therapieform für vorbehandelte Patienten im fortgeschrittenen oder metastasierten Stadium. In der klinischen Phase-II-Studie, DESTINY-PanTumor01, konnte kürzlich die antitumorale Aktivität von T-DXd bei Patienten mit stark vorbehandelten, verschiedenen soliden Tumoren mit HER2-Mutationen gezeigt werden [62].

2.4. TROP-2

TROP-2 (Human trophoblastic cell surface antigen 2) ist ähnlich wie der Folatrezeptor α aufgrund der geringen Expression in nicht-neoplastischen Epithelzellen und erhöhten Expression in Karzinomen ein geeignetes Zielmolekül für Therapien mit Antikörper-Wirkstoff-Konjugaten (ADC). Das transmembranär lokalisierte Glykoprotein ist in verschiedene Signalwege (u.a. PI3K/AKT/mTOR) eingebunden. Eine Aufregulation bewirkt ein gesteigertes Tumorwachstum und ist mit einer ungünstigen Prognose assoziiert [63].

Eine TROP-2-Expression ist in verschiedenen Karzinomen beschrieben, u.a. in allen Subtypen des Mammakarzinoms, v.a. jedoch im triple-negativen und auch Luminal A-like Karzinom [64-66].

In einer retrospektiven Analyse von TROP-2 beim metastasierten triple-negativen Mammakarzinom im Rahmen der Phase III ASCENT-Studie wurde eine Überexpression (Auswertung einer membranären Färbung mit H-score) in 62 % (290/468) gefunden sowie ein signifikanter Therapienutzen für das anti-TROP-2-ADC, Sacituzimab Govitecan, in Tumoren mit hohem/moderatem TROP-2-Expressionslevel im Vergleich zum Chemotherapie-Arm [66].

Sacituzumab Govitecan zeigt auch eine Wirksamkeit in metastasierten, endokrin resistenten HR-positiven/HER2-negativen Mammakarzinomen, jedoch war der Effekt unabhängig von der TROP-2-Expression [67].

TROP-2 ist auf der Zellmembran nachweisbar und kann teilweise eine intrazelluläre Retention aufweisen, die mit einem besseren Gesamtüberleben bei Mammakarzinomen verbunden war. Hingegen war eine membranäre Lokalisation mit einer ungünstigen Prognose assoziiert [68].

Das immunhistochemische Expressionsmuster, zytoplasmatisch oder membranär, war auch in einer anderen Studie unterschiedlich mit dem Überleben von Patienten mit high-risk nodal-positiven Mammakarzinomen assoziiert. Eine zytoplasmatische TROP-2-Expression <70 % war mit einem verbesserten krankheitsfreien Überleben in HR+/HER2- Karzinomen verbunden. Eine membranäre TROP-2-Expression mit IRS >3 war mit einem besseren krankheitsfeien Überleben und Gesamtüberleben in HER2+/ HR-positiven oder HR-negativen assoziiert [69].

Die Prävalenz der TROP-2-Expression variiert zwischen den Studien aufgrund der verschiedenen Antikörper, Auswertemethoden (H-score vs. IRS), cutoffs und Patientenkollektive. Weitere Untersuchungen, insbesondere eine prospektive TROP-2-Bestimmung, wie sie in der SASCIA-Studie erfolgt, bleibt abzuwarten. Aktuell ist für die Therapie mit Sacituzumab Govitecan keine TROP-2-Testung erforderlich, da auch bei niederer Expression die Therapie mit Sacituzumab Govitecan in den Studien der Kontrolltherapie überlegen war [70, 71].

2.5. Folatrezeptor alpha

Das Folatrezeptor 1 Protein (FOLR1), auch bekannt als Folatrezeptor alpha (FRα), wird vom FOLR1-Gen kodiert und ist im gesunden Gewebe gering exprimiert. Im Gegensatz zu der schwachen und auf epitheliale Zellen beschränkten Expression weisen epitheliale Tumoren eine Überexpression von FOLR1 auf, wie zum Beispiel beim Ovarialkarzinom, Endometriumkarzinom, nichtkleinzelligen Lungenkarzinom (NSCLC), Kolonkarzinom und Mammakarzinom [72-74].

FRα ist ein auf der Zellmembran lokalisiertes Glykoprotein und bindet mit hoher Affinität Folat, auch bekannt als Vitamin B9, bzw. Folsäure (synthetische Form). Eine Akkumulation von Folat in den Zellen ist essenziell für die DNA-Synthese, Zellproliferation, DNA-Reparatur, intrazelluläre Signalwege und Methylierung [72]. Aufgrund dieser zellregulatorischen Funktionen, die auch für Tumorzellen entscheidend sind, und der verstärkten Expression in Karzinomen eignet sich der Folatrezeptor alpha gut als Biomarker für eine anti-Folat-basierte Tumortherapie. Seine hohe Kapazität große Moleküle zu internalisieren ist vor allem für ADC-basierte Therapien von Nutzen [75].

So konnte im Rahmen der MIRASOL Studie mit dem ADC Mirvetuximab Soravtansine (MIRV), welches auf den Folatrezeptor alpha abzielt, eine Wirksamkeit bei Patientinnen mit platinresistentem Ovarialkarzinom gezeigt werden. Hierzu wurde vorher die FRα-Expression mit dem von der FDA bewilligten VENTANA FOLR1 (FOLR1-2.1) RxDxassay und der PS2+ Scoring-Methode bestimmt. Eine Färbung von ≥75 % der Tumorzellen mit moderater (2+) oder starker (3+) Intensität wurde als positiv gewertet [76]. Patientinnen mit Platin-resistenten FRα-positiven high-grade serösen Karzinomen zeigten einen signifikanten Nutzen von MIRV im Vergleich zur Chemotherapie im Hinblick auf das progressionsfreie Überleben und Gesamtüberleben.

Die immunhistochemische Bestimmung von FRα nach der oben genannten Methode ist relevant, da in einer vorherigen Studie mit MIRV und abweichenden Kriterien in der FRα-Analyse die Wirksamkeit gegenüber einer Chemotherapie nicht belegt werden konnte [75].

Die Bedeutung von FRα als Zielmolekül in der Tumortherapie ist zum jetzigen Zeitpunkt wahrscheinlich am besten am Ovarialkarzinom untersucht. Eine Überexpression in bis zu 90 % wird beschrieben [72]. Dabei ist FRα vor allem im serösen high-grade Karzinom überexprimiert (76 %), während in den übrigen histologischen Karzinomtypen die Expression etwas geringer ausfällt (<50 %) [77].

Kürzlich konnte gezeigt werden, dass eine Kombination von MIRV, Carboplatin und Bevacizumab, bei rezidivierendem Platin-sensiblen Ovarialkarzinom mit FRα-Expression wirksam ist [78].

Aufgrund dieser erfolgversprechenden Studien bekommt die immunhistochemische Testung von FRα am Tumorgewebe zur Selektion für eine anti-Folat-basierte Therapie einen hohen Stellenwert. Eine höhere FRα-Expression ist mit einer größeren antitumoralen Wirkung assoziiert, daher ist eine präzise Methode zur Testung erforderlich. Für eine korrekte Auswahl der Patienten ist frisch gewonnenes Gewebe nicht unbedingt erforderlich. Es eignet sich auch archiviertes Tumormaterial, da sich die FRα-Expression nicht wesentlich durch vorherige Therapien ändert [79].

Eine erhöhte Expression von FRα in ca. 30 % wird auch beim Mammakarzinom beschrieben [80, 81], dabei war die Expression beim triple-negativen Karzinom in ca. 70 % auf Proteinebene und auch auf mRNA-Ebene am höchsten. Eine Assoziation zu einem bestimmten molekularen Typ der TNBC (BL1, BL2, etc.) entsprechend der Lehman-Klassifikation konnte nicht festgestellt werden [81-83].

Die Daten sprechen dafür, dass FRα für das triple-negative Mammakarzinom ein vielversprechendes therapeutisches Zielmolekül darstellt. Erste Studien mit dem ADC Mirvetuximab Soravtansine (MIRV) sind angelaufen [84].

FRα ist nicht nur als therapeutisches Zielmolekül interessant, sondern kann auch als Prognosefaktor dienen. In einer Metaanalyse wurde nach einer Korrelation zwischen FOLR1-Expression und dem Krankheitsverlauf in verschiedenen Karzinomen geschaut, dabei zeigte sich, dass eine hohe FOLR1-Expression mit einem schlechten Gesamtüberleben im Vergleich zur niedrigen FOLR1-Expression assoziiert ist [85]. In einer kleinen Kohorte mit Mammakarzinomen verschiedener biologischer Typen war eine FRα-Expression auch mit einem ungünstigen Krankheitsverlauf assoziiert [80]. Hingegen war die FRα-Expression beim triple-negativen Mammakarzinomen mit einem verbesserten Überleben frei von invasiver Krankheit (IDFS) assoziiert, aber nicht mit dem Gesamtüberleben [83]. Über ein verbessertes Überleben wurde auch für Patienten mit FRα-Expression beim high-grade serösen Ovarialkarzinom in den ersten zwei Jahren nach Diagnosestellung berichtet [77].

Die derzeitigen Studien zeigen ein heterogenes Bild hinsichtlich der prognostischen Bedeutung von FRα, was in erster Linie auf die Zusammensetzung und Größe der untersuchten Patientenkollektive sowie die verschiedenen Testmethoden (unterschiedliche immunhistochemische Antikörper, verschiedene Auswertemethoden und Interpretationen der Positivität) zurückzuführen ist.

Der Folatrezeptor α wird zukünftig nicht nur als therapeutisches Target eine bedeutsame Rolle spielen, sondern auch als Marker für Diagnostik, Therapieresistenz und Prognose [73]. Neben der ADC-basierten Therapie sind weitere neuartige Therapieformen, die auf FOLR1 abzielen, in der Entwicklung. Die Detektion wird möglicherweise nicht nur durch immunhistochemische Untersuchungen erfolgen, sondern auch durch Blutanalysen und ctDNA.

Literatur

1. Harbeck N et al. Breast Cancer. Nature Reviews 2019; 5: 16

2. Slamon D et al. Human breast cancer: correlation of relapse and survival with amplification of the HER-2/neu oncogene. Science 1987; 235: 177-182

3. Slamon DJ et al. Use of Chemotherapie plus a monoclonal antibody against HER2 for metatastic breast cancer that overexpress HER2. NEJM 2001; 344: 783-792

4. Slamon DJ et al. Adjuvant trastuzumab in HER2-positive breast cancer. NEJM 2011; 365: 1273-1283

5. Fehrenbacher et al. NSABP-B47/NRG Oncology Phase III randomized trial comparing adjuvant chemotherapy with or without trastuzumab in high-risk invasive breast cancer negative for HER2 by FISH and with IHC 1+ or 2. J Clin Oncol 2020; 38: 444-453

6. Loibl et al. HER2 in breast cancer. Lancet 2017; 389: 2415-2429

7. Tarantino P et al. HER2-low breast cancer: pathological and clinical landscape. J Clin Oncol 2020; 38: 1951-1963

8. Wolff et al. Human Epidermal Growth Factor Receptor 2 Testing in breast cancer. Arch Pathol Lab Med 2018; 142: 1364-1382

9. Wolff et al. Human epidermal growth factor receptor 2 testing in breast cancer: ASCO-College of American Pa-

thologists Guideline Update. J Clin Oncol 2023; 41: 3867-3872

10. WHO classification of tumors, 5th edition, breast tumors 2019

11. Interdisziplinäre S3 Leitlinie für die Früherkennung, Diagnostik, Therapie und Nachsorge des Mammakarzinoms. Version 4.4, Juni 2021, AWMF Registernummer 032-045OL

12. Wolff et al. Human epidermal growth factor receptor 2 testing in breast cancer: American Society of Clinical Oncology/College of American Pathologists Clinical practice guideline focused update. J Clin Oncol 2018; 36: 2105-2122

13. Scott et al. Prevalence of HER2 low in breast cancer subtypes using the VENTANA anti-HER2/neu (4B5) assay. J Clin Oncol 2021; 39: 1021

14. Rüschoff et al. Comparison of HercepTest™ mABpharmDx (Dako Omnis, GE001) with Ventana PATHWAY anti-HER-2/neu (4B5) in breast cancer: correlation with HER2 amplification and HER2 low status. Virchows Arch 2022: 481: 685-694

15. Varga et al. Assessment of HER2 status in breast cancer: overall positivity rate and accuracy by fluorescence in situ hybridization and immunohistochemistry in a single institution over 12 years: a quality control study. BMC Cancer 2013; 13: 615

16. Noske et al. Comparison of different approaches for assessment of HER2 expression on protein and mRNA level: prediction of chemotherapy response in the neoadjuvant GeparTrio trial (NCT00544765). Breast Can Res Treat 2011; 126: 109-117

17. Griggs JJ et al. Discordance between original and central laboratories in ER and HER2 results in a diverse, population-based sample. Breast Cancer Res Treat 2017; 16: 375-384

18. Pfitzner BM et al. Clinical relevance and concordance of HER2 status in local and central testing – an analysis of 1581 HER2-positive breast carcinomas over 12 years. Mod Pathol 2018; 31: 607-615

19. Modi S et al. Trastuzumab-Deruxtecan in previously treated HER2-low advanced breast cancer. NEJM 2022; 387:9-20

20. Schettini F et al. Clinical, pathological, and PAM50 gene expression features of HER2-low breast cancer. NPJ Breast Cancer 2021; 7: 1

21. Wolff AC et al. Human epidermal growth factor receptor 2 testing in breast cancer. Arch Pathol Lab Med 2023; 147: 993-1000

22. Mosele F et al. Trastuzumab-deruxtecan in metastatic breast cancer with variable HER2 expression: the phase 2 DAISY trial. Nature medicine 2023; 29: 2110-2120

23. www.astrazeneca.com/media-centre/press-releases/024/enhertu-improved-pfs-in-her2-low-and-ultralow 29.04.2024

24. Denkert et al. Neue Therapiemöglichkeiten beim metastasierten HER2-low-Mammakarzinom. Die Pathologie 2022; 43: 457-466

25. Tarantino et al. ESMO expert consensus statements (ECS) on the definition, diagnosis, and management of HER2-low breast cancer. Ann Oncol 2023; 34: 645-659

26. Chen Z et al. Is HER2 ultra-low breast cancer different from HER2 null or HER2 low breast cancer? A study of 1363 patients. Breast Cancer Res Treat 2023; 202: 313-323

27. Agostinetto E et al. HER2-low breast cancer: molecular charcteristics and prognosis. Cancers (Basel) 2021; 13: 2824

28. Tarantino et al. Prognostic and biologic signifcance of ERBB2-low expression in early-stage breast cancer. JAMA Oncol 2022; 8: 1177-1183

29. Pfeiffer et al. Clinicopathological characteristics and prognosis of ERBB2-low breast cancer among patients in the national cancer database. JAMA Oncol 2023; 9: 500-510

30. Molinelli et al. Prognostic value of HER2-low status in breast cancer: a systematic review and meta-analysis. ESMO open 2023; 8: 101592

31. Denkert et al. Clinical and molecular characteristics of HER2-low-positive breast cancer: pooled analysis of individual patient data from four prospective, neoadjuvant clinical trials. The Lancet 2021; 22: P1151 1161

32. Garrido C et al. Analytical and clinical validation of PATHWAY anti-HER2/neu (4B5) antibody to assess HER2-low status for trastuzumab deruxtecan treatment in breast cancer. Virch Archive 2023; 484: 1-10

33. Fernandez et al. Examination of low ERBB2 protein expression in breast cancer tissue. JAMA Oncol 2022; 8:607-610

34. Robbins et al. Multi-institutional assessment of pathologist scoring HER2 immunohistochemistry. Mod Pathol 2023; 36:100032

35. Zaakouk M et al. Concordance of HER2-low scoring in breast carcinoma among expert pathologists in the United Kingdom and the republic of Ireland – on behalf of the UK national coordinating committee for breast pathology. Breast2023; 70: 82-91

36. Rüschoff J et al. HER2-13 Proficiency assessment of HER2-low breast cancer scoring with the Ventana PATHWAY 4B5 and DakoHercepTest HER2 assays and the impact of pathologist training. Cancer Res 2023; 83: 5_supplement: HER2-13

37. Miglietta F et al. Evolution of HER2-low expression from primary to recurrent breast cancer. Npj Breast Cancer 2021; 7: 137

38. Bergeron et al. Anticipating changes in the HER2 status of breast tumours with disease progression – towards better treatment decisions in the new era of HER2-low breast cancers. Br J Can 2023; 129:122-134

39. Tarantino et al. Evolution of low HER2 expression between early and advanced-stage breast cancer. Eur J Cancer 2022; 163: 35-43

40. Prat et al. San Antonio Breast Cancer Symposium 2022 HER2-18

41. Hadi et al. Development and evaluation of a novel RT-qPCR based test for the quantification of HER2 gene expression in breast cancer. Gene 2017; 605: 114-122

42. Goncalves et al. Characterization of Hormone Receptor and HER2 Status in Breast Cancer Using Mass Spectrometry Imaging. Int J Mol Sci 2023; 24: 2860

43. Pfarr et al. Targeted next-generation sequencing enables reliable detection of HER2 (ERBB2) status in breast cancer and provides ancillary information of clinical relevance. Gen Chrom Can 2017; 56: 255-265

44. Qaiser et al. HER2 challenge contest: a detailed assessment of automated HER2 scoring algorithms in whole slide images of breast cancer tissues. Histopathology 2018; 72: 227-238

45. Jung M et al. Artificial intelligence-powered human epidermal growth factor receptor 2 (HER2) analyzer in breast cancer as an assistance tool for pathologists to reduce interobserver variation. J Clin Oncol 2022; 40, No 16_suppl e12543

46. Jorgensen JT et al. HER2 as a prognostic marker in gastric cancer – a systematic analysis of data from the literature. J Cancer 2012; 3: 137-144

47. Yan M et al. HER2 expression status in diverse cancers: Review of results from 37,992 patients. Cancer Metastasis Rev 2015; 34:157-164

48. Uzunparmak et al. HER2-low expression in patients with advanced or metastatic solid tumors. Ann Oncol 2023; 34: 1035-1046

49. Bartley et al. HER2 Testing and Clinical Decision Making in Gastroesophageal Adenocarcinoma: Guideline From the College of American Pathologists, American Society for Clinical Pathology, and American Society of Clinical Oncology. Arch Pathol Lab Med 2016; 140: 1345-1363

50. Oh et al. HER2 targeted therapies – a role beyond breast cancer. Nat Reviews Clin Oncol 2020; 17: 33-48

51. Lordick F et al. German, Austrian, and Swiss Guidelines for systemic treatment of gastric cancer. Gastric Cancer 2024; 27:6-18

52. Meric-Bernstam et al. Efficacy and safety of Trastuzumab deruxtecan in patients with HER2 expressing solid tumors: primary results from the DESTINY-PanTumor02 Phase II trial. J Clin Oncol 2024; 42: 47-58

53. Nishikawa et al. Trastuzumab deruxtecan for human epidermal growth factor receptor 2-expressing advanced or recurrent uterine carcinosarcoma (NCCH1615): The STATICE trial. J Clin Oncol 2023; 41: 2789-2799

54. S3-Leitlinie Endometriumkarzinom 2024, Version 3.0, AWMF-Registriernummer 032-034OL

55. Vermij L et al. HER2 status in high-risk endometrial cancers (PORTEC-3): Relationship with histotype, molecular classification, and clinical outcomes. Cancers 2021; 13: 44

56. Bose et al. Activating HER2 mutations in HER2 gene amplification negative breast cancer. Cancer Discov 2013; 3: 224-237

57. Connell et al. Activating HER2 mutations as emerging targets in multiple solid cancers. ESMO Open 2017; 2: e000279

58. Gaibar C et al. Somatic mutations in HER2 and implications for current treatment paradigms in HER2-positive breast cancer. J of Oncol 2020: 6375956

59. Desmedt et al. Genomic Characterization of primary invasive lobular breast cancer. J Clin Oncol 2016; 34

60. Wang T et al. HER2 somatic mutations are associated with poor survival in HER2-negative breast cancers. Cancer Sci 2017: 108:671-7

61. Jhaveri et al. Neratinib+fulvestrant+trastuzumab for HR-positive, HER2-negative, HER2-mutant metastatic breast cancer: outcomes and biomarker analysis from the SUMMIT trial. Ann Oncol 2023; 34: 885-898

62. Bob T Li et al. Trastuzumab deruxtecan in patients with solid tumors harbouring specific activating HER2 mutations (DESTINY-PanTumor01): an international, phase 2 study. The Lancet Oncology 2024; 25: 707-719

63. Cursano et al. TROP-2 as an Actionable Biomarker in Breast Cancer. Current Genomics 2023; 24: 129-131

64. Sakach et al. TROP-2 as a therapeutic target in breast cancer. Cancers 2022; 14: 5936

65. Vidula et al. TROP2 gene expression in primary breast cancer: Correlation with clinical and tumor characteristics: J Clin Oncol 2017; 35 (suppl15): 1075

66. Bardia et al. Biomarker analyses in the phase III ASCENT study of sacituzumab govitecan versus chemotherapy in patients with metastatic triple-negative breast cancer. Ann Oncol 2021: 32; 1148-1156

67. Rugo et al. Overall survival with sacituzumab govitecan in hormone receptor-positive and human epidermal growth factor receptor 2-negative metastastic breast can-

cer (TROPiCS-02): a randomised, open-label, multicentre, phase 3 trial. The Lancet 2023; 402: 1423-1433

68. Ambrogi et al. TROP-2 is a determinant of breast cancer survival. PLos One 2014:9: e96993

69. Westhoff et al. 129P Impact of TROP-2 and ist cellular localization on prognosis of breast cancer in the GAIN cohort. ESMO open 2023; 8: 101468

70. Bardia et al. Final results from the randomized Phase III ASCENT clinical trial in metastatic triple-negative breast cancer and association of outcomes by human epidermal growth factor receptor 2 and Trophoblast cell surface antigen 2 expression. J Clin Oncol 2024; 42: 1738-1744

71. Rugo, H., et al., Abstract GS1-11: Sacituzumab Govitecan (SG) vs Treatment of Physician's Choice (TPC): Efficacy by Trop-2 Expression in the TROPiCS-02 Study of Patients (Pts) With HR+/HER2– Metastatic Breast Cancer (mBC). Cancer Research, 2023. 83(5_Supplement): p. GS1-11-GS1-11

72. Scaranti et al. Exploiting the folat receptor α in oncology. Nat Rev Clin Oncol 2020; 17: 349-359

73. Gonzalez et al. Folate Receptor alpha – a novel approach to cancer therapy. Int J Mol Sci 2024; 25: 1046

74. Nawaz et al. Emerging roles for folate receptor FOLR1 in signaling and cancer. Trends Endocrinol Metab 2022; 33: 159-174

75. Moore KN et al. Phase III, randomized trial of mirvetuximab soravtansine versus chemotherapy in patients with platinum-resistent ovarian cancer: primary analysis of FORWARD I. Ann Oncol 2021; 32: 757-765

76. Moore KN et al. Mirvetuximab Soravtansine in FRα-positive, platinum-resistent ovarian cancer. NEJM 2023; 389:2162-2174

77. Köbel et al. Evidence for a time-dependent association between FOLR1 expression and survival from ovarian carcinoma: implications for clinical testing. An ovarian tumour tissue analysis consortium study. Br J Cancer 2014; 111: 2297-2307

78. Richardson et al. Phase 1b study of mirvetuximab soravtansine, a folate receptor alpha-targeting antibody-drug conjugate, in combination with carboplatin and bevacizumab in patients with platinum-sensitve ovarian cancer. Gynecol Oncol 2024; 185; 186-193

79. Martin et al. Characterization of folate receptor alpha expression in archival tumor and biopsy samples from relapsed epithelial ovarian cancer patients: A phase I expansion study of the FRα-targeting antibody-drug conjugate mirvetuximab soravtansine. Gynecol Oncol 2017: 147: 402-407

80. Hartmann et al. Folate receptor overexpression is associated with poor outcome in breast cancer. Int J Cancer 2007: 121: 938-942

81. Shannessey et al. Folate receptor alpha expression in breast cancer: identification of a new molecular subtype and association with triple negative disease. Springerplus 2012: 1:22

82. Necela et al. Folate Receptor α (FOLR1) Expression and Function in triple negative tumors. PLOSone 2015; 10: e0122209

83. Norton N et al. Folate receptor alpha expression associates with improved disease-free survival in triple negative breast cancer patients. NPJ Breast Cancer 2020; 6: 4

84. Varaganti et al. Recent advances in using folate receptor 1 (FOLR1) for cancer diagnosis and treatment, with an emphasis on cancers that affect women. Life Science 2023; 326: 121802

85. Liu Y et al. A systematic review and meta-analysis of higher expression of folate receptor alpha (FOLR1) predicts poor cancer prognosis. Biomarkers 2020; 25: 367-374

3. Antikörper-Wirkstoff-Konjugate beim Mammakarzinom

3.1. HER2-zielgerichtete ADCs

3.1.1. Trastuzumab Emtansin

Trastuzumab Emtansin (T-DM1) ist ein wegweisendes Beispiel für die Entwicklung von Antikörper-Wirkstoff-Konjugaten (ADCs) in der Krebstherapie. Es wurde als Therapieoption für Patienten mit HER2-positivem Brustkrebs zugelassen und hat sich insbesondere in der Zweitlinienbehandlung metastasierter Erkrankungen bewährt. T-DM1 hat die Behandlungsmöglichkeiten für Patienten mit HER2-positivem Brustkrebs erheblich verbessert und ist ein wichtiger Bestandteil der personalisierten Medizin in der Onkologie.

Trastuzumab Emtansin (T-DM1) war das erste bei Brustkrebs zugelassene Antikörperwirkstoffkonjugat (ADC). Es stellt ein ADC der 2. Generation dar und besteht aus dem bereits zur Therapie des Mammakarzinoms in der adjuvanten und metastasierten Situation zugelassenen monoklonalen Antikörper Trastuzumab und dem sehr wirksamen toxischem Payload Emtansin, welches die Tubulin-Polymerisation blockiert. Emtansin ist über einen nicht-spaltbaren Linker an den Antikörper konjugiert. Das Verhältnis von Payload-Molekülen zum Antikörper, das sogenannte „Drug-to-Antibody Ratio" (DAR), beträgt ca. 1:3,5 (☞ Abb. 3.1). Emtansin ist nicht membranpermeabel und T-DM1 vermittelt daher keinen Bystander-Effekt (☞ Kap. 1.). Für die Freisetzung des Payloads muss aufgrund des nicht-spaltbaren Linkers der Antikörperanteil von T-DM1 komplett degradiert werden. Hierbei bleiben ggfs. auch wenige (Aminosäure)Reste am Payload, was die Wirkung beeinflussen kann.

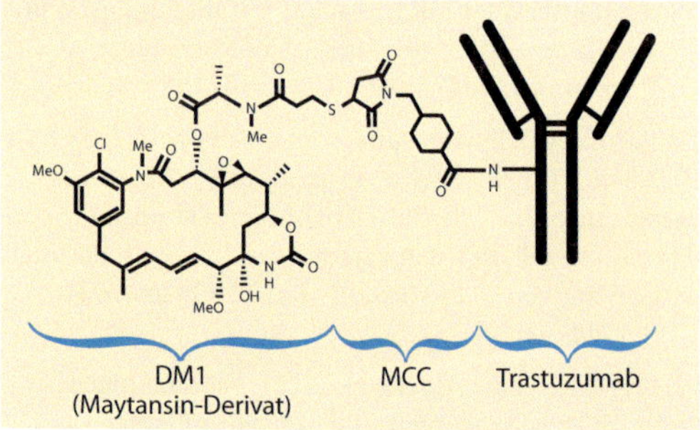

Abb. 3.1: Struktur von Trastuzumab Emtansin (T-DM1) (mod. n. [1]).

Bei der 2. ADC-Generation lag der Fokus auf der besonders festen Bindung des Payloads an den Antikörper, um off-target-Toxizität zu vermeiden. Das begründet zum einen das sehr günstige Nebenwirkungsprofil von T-DM1, mit vergleichsweise sehr geringen Chemotherapie-ähnlichen Nebenwirkungen, andererseits limitiert sie im Vergleich zu den 3.-Generations-ADCs die Wirksamkeit.

Eine Wirksamkeit bei Patientinnen mit HER2-negativem Mammakarzinom (HER2-low) ließ sich für T-DM1 nicht nachweisen.

In einer Phase-I-Dosiseskalationsstudie (0,3-4,8 mg/kg T-DM1) bei Patientinnen mit HER2-positivem Mammakarzinom, bei denen eine Therapie mit Trastuzumab versagt hatte, zeigte T-DM1 in einer Dosierung von 3,6 mg/kg KG alle 3 Wochen ein mildes Nebenwirkungsprofil bei substantieller Wirksamkeit. Die am häufigsten beschriebenen Nebenwirkungen waren Thrombozytopenie, Transaminasenanstiege, Fatigue, Übelkeit und Anämie. Sechs von 24 Patientinnen in der Studie zeigten eine partielle Remission (25 %), fünf (5/15) mit einer Dosis von 3,6 mg/kg KG und eine Patientin (1/1) bei 2,4 mg/kg KG [1].

In einer darauffolgenden einarmigen Phase-II-Studie zeigte T-DM1 (3,6 mg/kg KG q3w) bei Patienten mit HER2-positivem MBC nach einer vorherigen Therapie mit Trastuzumab, Lapatinib, Anthrazyklinen, Taxanen und auch Capecitabin eine objektive Ansprechrate (ORR) von 34,5 % (95 % KI, 26,1 % bis 43,9 %), bei einem medianen progressionsfreien Überleben (PFS) von 6,9 Monaten (95 % KI, 4,2 bis 8,4 Monate) bei einem günstigen Nebenwirkungsprofil. Die häufigsten ≥ Grad-3-Nebenwirkungen waren Thrombopenie (9,1 %), Fatigue (4,5 %) und Cellulitis (3,6 %). Bei Patientinnen mit zentral bestätigtem positivem HER2-Status betrug die ORR dabei 41,3 % und das PFS 7,3 Monate [2].

T-DM1 beim metastasierten HER2-positiven Mammakarzinom – Phase-III-Studien: EMILIA & TH3RESA

In der Phase-III-*EMILIA-Studie* wurden 991 Patienten im Verhältnis 1:1 randomisiert zu T-DM1 (3,6 mg/kg KG q3w) oder dem damaligen Zweitlinienstandard Lapatinib (1250 mg täglich) in Kombination mit Capecitabin (1000 mg/m^2 2x täglich Tag 1-14, q3w). Das mediane PFS war für T-DM1 mit 9,6 Monaten signifikant länger als im Kontrollarm mit 6,4 Monaten (Hazard Ratio 0,65; p < 0,001) (☞ Abb. 3.2a).

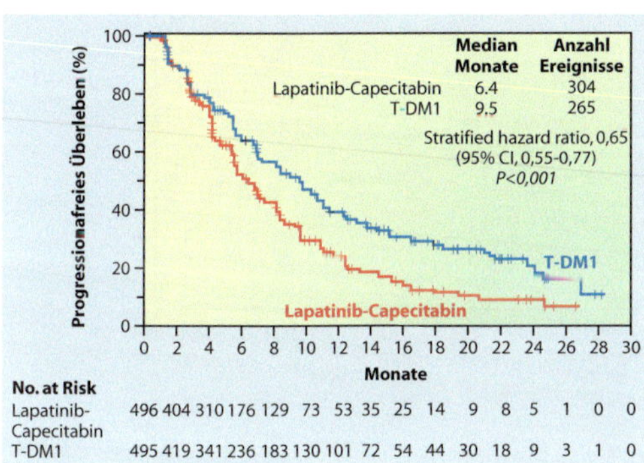

Abb. 3.2a: EMILIA-Studie: Progressionsfreies Überleben.

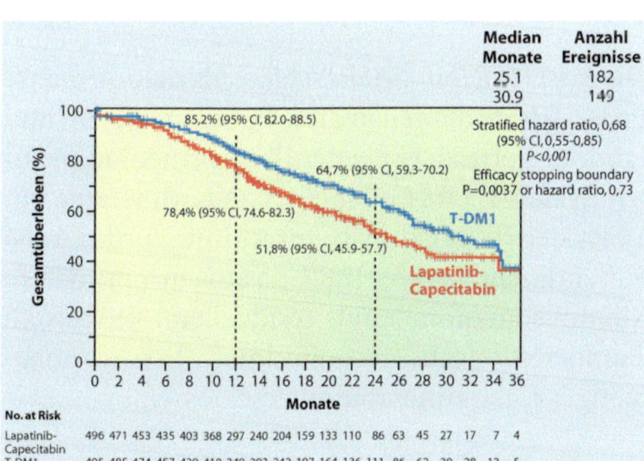

Abb. 3.2b: EMILIA-Studie: Gesamtüberleben (2. Interimsanalyse).

Auch das mediane Gesamtüberleben war mit T-DM1 länger (30,9 Monate gegenüber 25,1 Monaten; Hazard Ratio 0,68; p < 0,001; ☞ Abb. 3.2b), und die objektive Ansprechrate war höher (43,6 % gegenüber 30,8 %; p < 0,001). Nebenwirkungen von Grad 3 oder höher traten häufiger mit Lapatinib plus Capecitabin auf (57 % versus 41 %). Insgesamt wurde T-DM1 besser vertragen. Die Schlussfolgerung lautet, dass T-DM1 das progressionsfreie und Gesamtüberleben signifikant verlängert und im Vergleich zu Lapatinib plus Capecitabin nach vorheriger Trastuzumab- und Taxan-Behandlung mit geringerer Toxizität verbunden ist. Tabelle 3.1 zeigt die Nebenwirkungen der beiden Studienarme im Vergleich [3].

Somit wurde T-DM1 als der gültige Zweitlinientherapiestandard für das HER2-positive MBC etabliert.

Die Wirksamkeit in späteren Therapielinien nach stärkerer Vortherapie wurde in der Folge in der *TH3RESA-Studie* untersucht. In *TH3RESA* wurden zwischen September 2011 und November 2012 602 Patienten mit HER2-positivem MBC aus 146 Zentren in 22 Ländern im Verhältnis 2:1 zu entweder Trastuzumab Emtansin oder einer vom Arzt gewählten Behandlung (randomisiert. Als Therapie der Wahl waren Monochemotherapie, endokrine Therapien und HER2-zielgerichtete Therapien zugelassen (Monotherapie, duale Blockade und Kombination mit Chemotherapie). Die Patienten mussten zuvor einen Progress unter sowohl einer Trastuzumab- als auch Lapatinib-haltigen Therapie gehabt haben. Bis zum Datenschluss im Februar 2015 waren 47 % der Patienten im Kontrollarm auf Trastuzumab Emtansin umgestiegen. Das Gesamtüberleben war mit Trastuzumab Emtansin signifikant länger als mit der Arztwahl-Behandlung (Median 22,7 Monate versus 15,8 Monate; Hazard Ratio 0,68; p = 0,0007; ☞ Abb. 3.3).

Aufgrund des Erreichens der vorgegebenen Endpunkte für das Gesamtüberleben wurde die Studie gemäß dem Protokoll beendet. Unerwünschte Ereignisse von Grad 3 oder höher traten bei 40 % der Trastuzumab Emtansin-Patienten und bei 47 % der Arztwahl-Patienten auf. Die Interpretation dieser Ergebnisse besagt, dass Trastuzumab Emtansin bei Patienten mit vorheriger Resistenz gegenüber HER2-gerichteten Therapien zu einer signifikanten Verbesserung des Gesamtüberlebens

Nebenwirkungen	Lapatinib + Capecitabin (n=488)		T-DM1 (n=490)	
	Alle Grade	≥ Grad 3	Alle Grade	≥ Grad 3
	Anzahl Patienten (%)			
Jedes Ereignis	477 (97,7)	278 (57,0)	470 (95,9)	200 (40,8)
Spezifische Ereignisse				
Diarrhoe	389 (79,7)	101 (20,7)	114 (23,3)	8 (1,6)
Palmar-plantare Dysästhesie	283 (58,0)	80 (16,4)	6 (1,2)	0
Erbrechen	143 (29,3)	22 (4,5)	93 (19,0)	4 (0,8)
Neutropenie	42 (8,6)	21 (4,3)	29 (5,9)	10 (2,9)
Hypokaliämie	42 (8,6)	20 (4,1)	42 (8,6)	11 (2,2)
Fatigue	136 (27,9)	17 (3,5)	172 (35,1)	12 (2,4)
Übelkeit	218 (44,7)	12 (2,5)	192 (39,2)	4 (0,8)
Mukosaentzündung	93 (19,1)	11 (2,3)	33 (6,7)	1 (0,2)
Anämie	39 (8,0)	8 (1,6)	51 (10,4)	13 (2,7)
Erhöhtes ALT	43 (8,8)	7 (1,4)	83 (16,9)	14 (2,9)
Erhöhtes AST	46 (9,4)	4 (0,8)	110 (22,4)	21 (4,3)
Thrombozytopenie	12 (2,5)	1 (0,2)	137 (28,0)	63 (12,9)

Tab. 3.1: EMILIA-Studie: Nebenwirkungen [3].

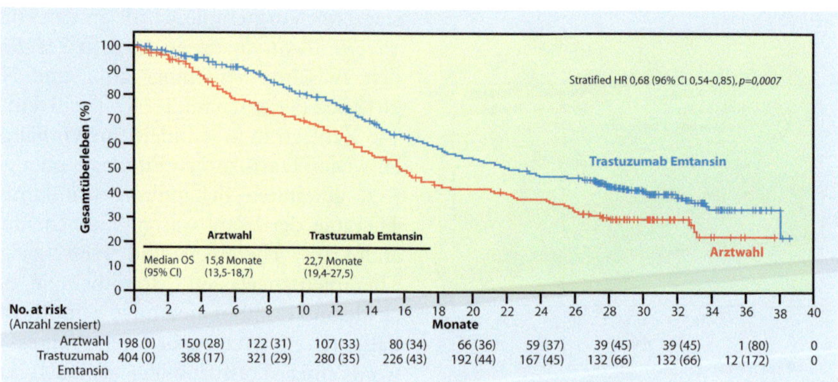

Abb. 3.3: TH3RESA-Studie: Gesamtüberleben (Intention-to-Treat-Population).

führt und die Rolle von HER2 als therapeutisches Ziel auch nach mehreren vorherigen Therapielinien bestätigt wird [4].

T-DM1 beim primären Mammakarzinom: KATHERINE-Studie (Phase III)

Nach der überragenden Effektivität bei stark vorbehandelten Patientinnen mit HER2-positivem metastasiertem Mammakarzinom, die resistent gegenüber mehreren HER2-zielgerichteten Therapien waren, lag es nahe, die Effektivität bei Patientinnen mit primärem HER2-positivem Mammakarzinom mit hohem Rückfallrisiko zu untersuchen.

Patientinnen, die nach einer neoadjuvanten Trastuzumab-haltigen Therapie noch einen Tumorrest zurückbehalten, stellen eine solche Population mit klarem Bedarf für eine weitere Therapieeskalation dar.

Die *KATHERINE-Studie* schloss als randomisierte Phase-III-Studie genau diese Patientinnen ein und randomisierte zu entweder 14 (post-neo)adjuvanten Zyklen T-DM1 oder der Standardtherapie mit 14 Zyklen Trastuzumab. Insgesamt wurden 1486 Patientinnen mit HER2-positivem primärem Mammakarzinom und residuellem, invasivem Tumorrest nach neoadjuvanter Trastuzumab-haltiger Chemotherapie eingeschlossen.

Die aktuelle, finale Analyse mit einem medianen Nachbeobachtungszeit von 8,4 Jahren zeigte eine relative Risikoreduktion von 46 % im Hinblick auf

Autor	Therapie	Population	Anzahl n	PFS	OS
EMILIA [3]	T-DM1 vs. Lapatinib + Capecitabin	HER2+	991	9,6 vs. 6,4 Monate HR 0,65 (0,55-0,77) P< 0,001	30,9 vs. 25,1 Monate HR 0,68 (0,55-0,85) P< 0,001
TH3RESA [4]	T-DM1 vs. Therapie nach Wahl des Arztes	HER2+	602	6,2 vs. 3,3 Monate HR 0,53 (0,42-0,66) P< 0,0001	22,7 vs. 15,8 Monate HR 0,68 (0,54-0,85) P= 0,0007

Tab. 3.2: Trastuzumab Emtansin (T-DM1): Phase-III-Studien beim metastasierten Mammakarzinom. HR = Hazard Ratio, OS = Gesamtüberleben („overall survival"), PFS = progressionsfreies Überleben („progression-free survival").

Autor	Therapie	Anzahl n	iDFS-Rate	iDFS Hazard Ratio	OS-Rate	OS
KATHERINE [6]	T-DM1 vs. Trastuzumab	1486	3-Jahre: 88,3 vs. 77 %	HR 0,5 (95 % KI = 0,39-0,64) p<0,001	-	HR 0,70 (95 % KI = 0,47-1,05) p=0,08
KATHERINE [5]			7-Jahre: 80,8 vs. 67,1 %	HR 0,54 (95 % KI = 0,44-0,66) p<0,0001	7-Jahre: 89,1 vs. 84,4 %	HR 0,66 (95 % KI= 0,51-0,87) p=0,0027

Tab. 3.3: Trastuzumab Emtansin (T-DM1): Phase-III-Studien beim metastasierten Mammakarzinom. HR = Hazard Ratio, OS = Gesamtüberleben („overall survival"), iDFS = invasiv-krankheitsfreies Überleben („invasive disease-free survival").

das invasiv-krankheitsfreie Überleben (iDFS) (Hazard Ratio 0,54 (95 % KI, 0,44-0,66; p < 0,0001; ☞ Abb. 3.4a), was einer absoluten Reduktion von 13,7 % zu 7 Jahren entspricht [5].

In der finalen Analyse zeigt sich nun auch ein signifikanter Vorteil von 4,7 % im Gesamtüberleben nach 7 Jahren für T-DM1 im Vergleich zu Trastuzumab (HR 0,66, 95 % KI = 0,51-0,87; p = 0,0027).

Diese Ergebnisse bestätigen die Wirksamkeit von T-DM1 und sind im Einklang mit seinem bekannten Sicherheitsprofil [6].

In aktuellen Analyse von 2023 war der Überlebensvorteil in wichtigen Subgruppen erkennbar, einschließlich nach klinischem Stadium bei Präsentation, HR-Status, pathologischem Nodal-Status und vorheriger HER2 gerichteter Therapie [7].

Was sich allerdings durch den Einsatz von T-DXd nicht verbessern ließ, war die Zahl der ZNS-Metastasen als erste Manifestation einer Metastasierung, wohingegen die Zahl der Fernmetastasen insgesamt deutlich geringer war (☞ Abb. 3.5). Vor dem Hintergrund der inzwischen deutlich besse-

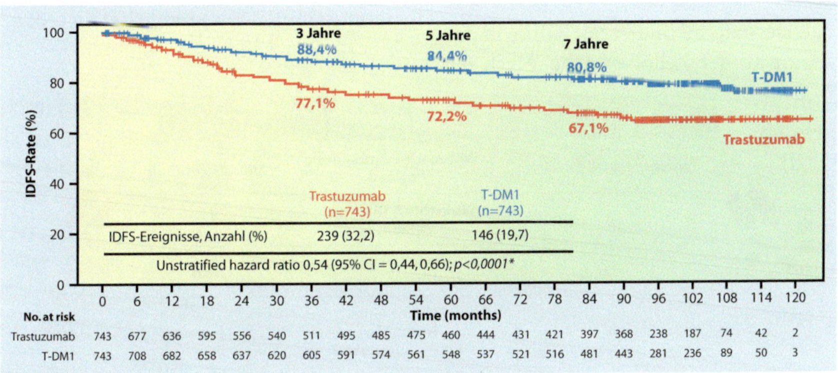

Abb. 3.4: KATHERINE: finales invasiv-krankheitsfreies Überleben (iDFS).

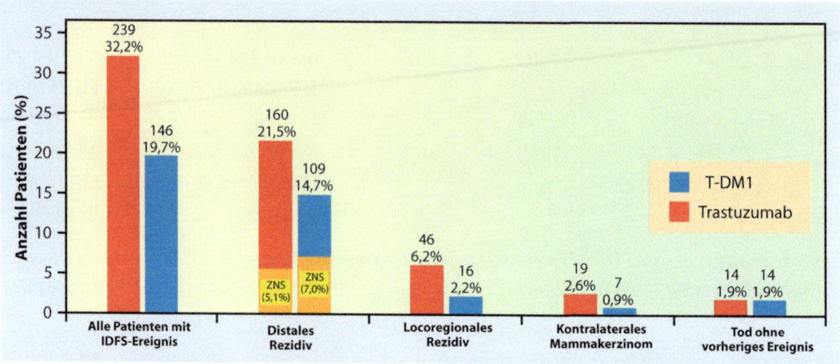

Abb. 3.5: Ort der ersten Metastasierung als iDFS-Ereignis. iDFS = invasiv-krankheitsfreies Überleben („invasive disease-free survival").

ren Therapie des HER2-positiven Mammakarzinoms hat das Thema ZNS-Metastasierung eine immer größere Bedeutung erlangt und die Verhinderung bedarf weiterer neuer Therapieansätze – möglicherweise auch die Kombination von ADCs mit Tyrosinkinaseinhibitoren.

3.1.2. Trastuzumab Deruxtecan

Trastuzumab Deruxtecan (T-DXd) ist ein ADC der 3. Generation. Es besteht, wie auch T-DM1, aus dem monoklonalen Antikörper Trastuzumab, an welchen über einen spaltbaren Tetrapeptid-Linker ein neues hochpotentes Exatecan-Derivat, ein Topoisomerase-1-Hemmer, konjugiert ist. Die Kombination aus Linker und Toxin wird als Deruxtecan bezeichnet und mit DXd abgekürzt.

Die charakteristischen Merkmale, die T-DXd von T-DM1 unterscheiden, sind der spaltbare Linker, ein deutlich höheres Drug-to-Antibody Ratio (DAR) von ca. 8:1 und ein Payload mit einem anderen Wirkmechanismus, der zudem auch noch zellpermeabel ist und damit einen sogenannten Bystander-Effekt zulässt (☞ Abb. 3.6).

Trastuzumab Deruxtecan bindet hochaffin an den HER2-Rezeptor an der Zelloberfläche. Nach der Aufnahme in die Tumorzelle mittels Endozytose erfolgt die intrazelluläre Spaltung des Konjugats durch die Proteasen Cathepsin B und L im Lysosom. Dadurch wird eine hohe Konzentration des Wirkstoffs im Inneren der Zelle erreicht. Der Wirkstoff hemmt die Topoisomerase I, was zur Zerstörung der HER2-exprimierenden Tumorzelle führt.

Dank der Membranpermeabilität des Payloads können auch benachbarte Tumorzellen erreicht und geschädigt werden. Hier sorgt die kurze Halbwertszeit des Toxins dafür, dass vor allem Tumorzellen in der nahen Umgebung erreicht werden und ein effektiver Bystander-Effekt ermöglicht wird.

Die Eigenschaften der 3.-Generationen ADCs ermöglichen häufig eine bessere Wirksamkeit bei einer heterogenen Target-Antigenexpression und auch niedrigerer Expression. So zeigt T-DXd anders als T-DM1 auch eine Wirksamkeit bei HER2-negativen Mammakarzinomen, die eine geringe HER2-Expression aufweisen und heute als relevante therapeutische Subgruppe der Mammakarzinome (HER2-low) bezeichnet werden.

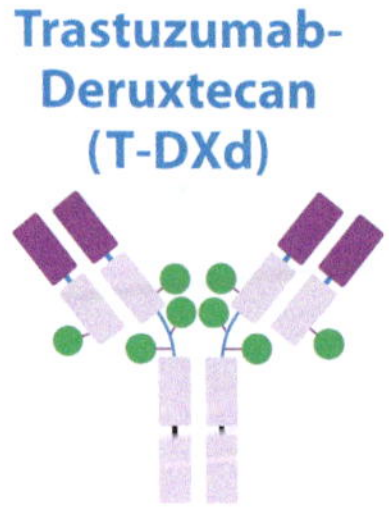

T-DXd	ADC-Eigenschaften	T-DXd
Topoisomerase-I-Inhibitor	Wirkmechanismus des Payload	Anti-Microtubuli
~8:1	Wirkstoff-Antikörper-Verhältnis	~3,5:1
Ja	Tumorselektiv spaltbarer Linker?	Nein
Ja	Evidenz eines Bystander-Antitumoreffekts?	Nein

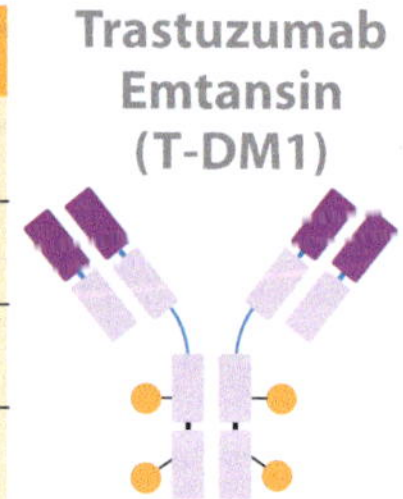

Abb. 3.6: Charakteristische Unterschiede zwischen T-DXd und T-DM1.

T-DXd beim HER2-positiven Mammakarzinom – klinische Daten DB-01; -02; -03, Zulassung

Ein erstes eindrucksvolles Wirksamkeitssignal für T-DXd stammt aus der einarmigen Phase-II-Studie DESTINY-Breast01. Die Studie schloss 184 Patientinnen mit HER2-positivem metastasiertem Mammakarzinom ein, die alle sowohl mit Trastuzumab als auch T-DM1 vorbehandelt waren. 65 % hatte zusätzlich eine Vortherapie mit Pertuzumab und 54 % noch weitere HER2-zielgerichtete Therapien. Die Patientinnen erhielten T-DXd in einer Dosierung von 5,4 mg/kg KG alle 3 Wochen. Trotz der starken Vortherapie und der Tatsache, dass bei allen Patientinnen zuvor eine Therapie mit einem gegen das gleiche Ziel gerichteten ADC versagt hatte, betrug die objektive Ansprechrate 62 % (95 % KI, 54,5-69,0; ☞ Abb. 3.7), das mediane PFS 19,4 Monate (95 % KI, 14,1-25,0) und das mediane Gesamtüberleben 29,1 Monate (95 % KI, 24,6-36,1) [8, 9]. Vor dem Hintergrund wurde T-DXd in den USA durch die Amerikanische Nahrungsmittel- und Arzneimittelbehörde (FDA) beschleunigt zugelassen, wobei T-DXd auch den Status als "Breakthrough"-Therapie erhielt.

Vor dem Hintergrund wurde die Wirksamkeit und Verträglichkeit von T-DXd beim HER2-positiven Mammakarzinom in 2 Phase-III-Studien untersucht, zum einen im Setting einer Vortherapie mit T-DM (**DESTINY-Breast02**) und zum anderen im direkten Vergleich mit T-DM1 (DESTINY-Breast03).

Die ***DESTINY-Breast02-Studie***, durchgeführt von September 2018 bis Dezember 2020, randomisierte 608 Patienten (2:1) entweder zu einer Therapie mit Trastuzumab Deruxtecan (5,4 mg/kg KG q3w; n=406) oder einer alternativer Behandlung (Lapatinib + Capecitabin oder Capecitabin + Trastuzumab; n=202). Die Patientinnen mussten zuvor eine Therapie mit T-DM1 erhalten haben. Alle 608 Patientinnen wurden in die Analyse einbezogen. Die Vortherapie der Patientinnen in der DESTINY-Breast02-Studie wird in Tab. 3.4 zusammengefasst.

	Trastuzumab Deruxtecan (n=406)	Behandlung nach Arztwahl (n=202)
Systemische Vortherapie		
Trastuzumab	404 (>99 %)	202 (100 %)
Trastuzumab Emtansin	404 (>99 %)	202 (100 %)
Taxane	386 (95 %)	197 (98 %)
Pertuzumab	318 (78 %)	156 (77 %)
Andere systemische Therapie	289 (71 %)	157 (78 %)
Anti-HER2-TKI	26 (6 %)	17 (8 %)
Andere Anti-HER2-Therapie (außer HER2-TKI)	11 (3 %)	6 (3 %)
Hormontherapie	164 (40 %)	87 (43 %)
Anzahl Vortherapien bei Metastasen		
0	2 (<1 %)	0
1	18 (4 %)	12 (6 %)
2	192 (47 %)	92 (46 %)
3	123 (30 %)	63 (31 %)
4	41 (10 %)	13 (6 %)
≥5	29 (7 %)	22 (11 %)
Mediane Anzahl Vortherapien	2 (2-3)	2 (2-3)

Tab. 3.4: Überblick über die Vortherapie im Rahmen der DESTINY-Breast02-Studie. TKI = Tyrosinkinaseinhibitor.

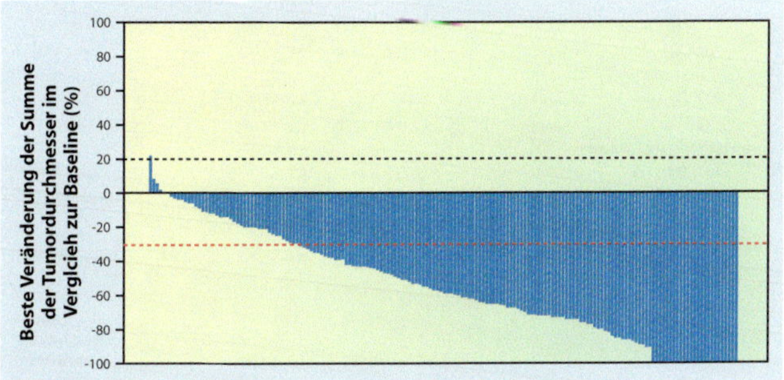

Abb. 3.7: DESTINY-Breast01 – Beste Veränderung der Summe der Tumordurchmesser im Vergleich zur Baseline [8].

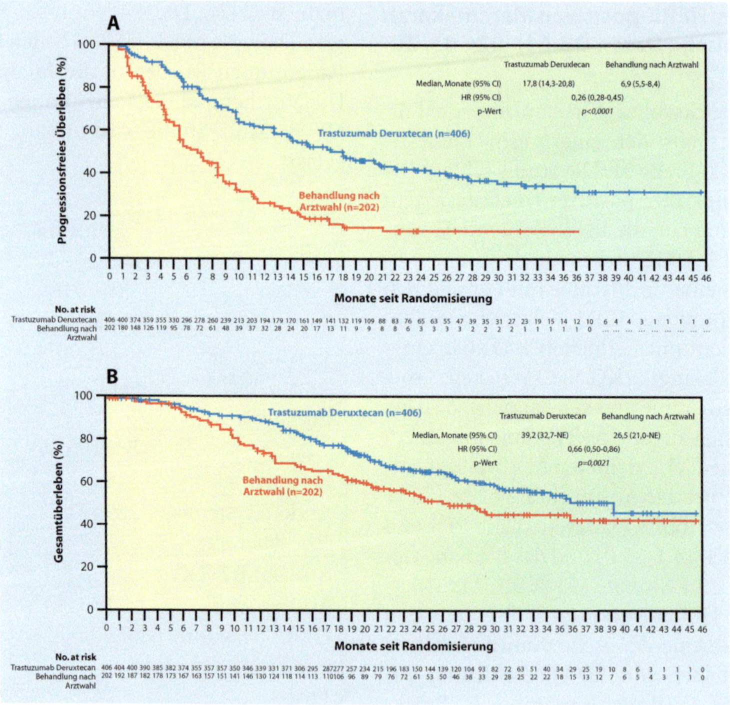

Abb. 3.8: Kaplan-Meier-Analyse des progressionsfreien Überlebens (A) und Kaplan-Meier-Analyse des Gesamtüberlebens (B) im Rahmen der DESTINY-Breast02-Studie.

	Anzahl Ereignisse		**Medianes progressionsfreies Überleben, Monate (95% CI)**		**HR (95% CI)**
	Trastuzumab Deruxtecan	Behandlung nach Arztwahl	Trastuzumab Deruxtecan	Behandlung nach Arztwahl	
Alter, Jahre					
<65	160/321	101/164	17.9 (14.1-20.8)	7.1 (5.5-8.6)	0.37 (0.29-0.48)
≥65	40/85	24/38	16.8 (12.7-NE)	6.7 (4.3-8.4)	0.39 (0.23-0.65)
Hormonrezeptorstatus					
Positiv	115/238	71/118	18.0 (15.1-21.3)	8.5 (6.5-10.0)	0.42 (0.31-0.57)
Negativ	84/165	53/83	17.0 (12.3-24.6)	5.3 (4.3-6.7)	0.31 (0.22-0.45)
Vorherige Pertuzumab-Therapie					
Ja	155/318	95/156	17.8 (14.0-20.8)	6.2 (5.0-8.4)	0.38 (0.29-0.49)
Nein	45/88	30/46	18.0 (13.9-26.7)	8.3 (5.5-12.6)	0.37 (0.23-0.60)
Viszerale Erkrankung					
Ja	164/316	98/160	15.6 (12.8-120.3)	5.7 (5.3-7.2)	0.36 (0.28-0.46)
Nein	36/90	27/42	29.8 (16.8-NE)	9.8 (6.2-12.6)	0.39 (0.23-0.64)
Baseline Hirnmetastasen					
Ja	44/74	20/36	13.9 (11.1-18.0)	5.6 (3.3-8.1)	0.35 (0.20-0.61)
Nein	156/332	105/166	18.7 (15.1-24.8)	7.1 (5.5-8.6)	0.38 (0.29-0.48)
Vorherige Krebstherapien					
<3	105/212	66/104	16.6 (13.8-24.6	7.0 (4.6-8.6)	0.35 (0.26-0.49)
≥3	95/194	59/98	18.2 (14.3-22.0)	6.9 (5.5-8.8)	0.41 (0.29-0.57)
Eastern Cooperative Oncology Group performance status					
0	101/228	75/121	24.6 (15.3-31.6)	8.1 (5.7-9.7)	0.36 (0.27-0.50)
1	98/177	50/81	15.1 (11.5-18.0)	5.4 (4.3-7.5)	0.37 (0.20-0.53)
Patienten gesamt	**200/406**	**125/202**	**17.8 (14.3-20.8)**	**6.9 (5.5-8.4)**	**0.36 (0.28-0.45)**

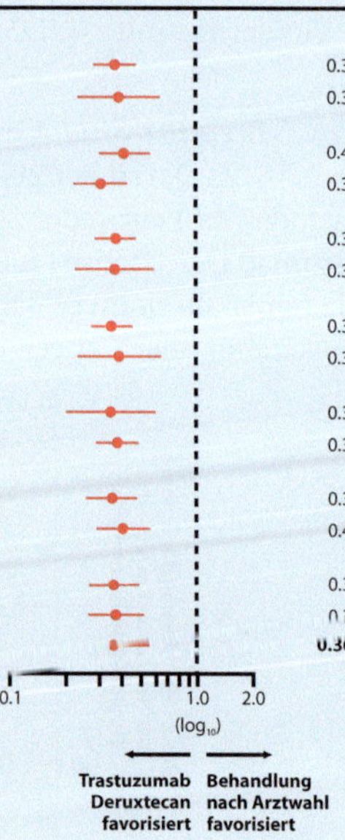

Abb. 3.9: DESTINY-Breast02-Studie: PFS-Subgruppenanalyse.

Nebenwirkungen	Trastuzumab Deruxtecan (n=404)		Behandlung nach Arztwahl (n=195)	
	Alle Grade	≥ Grad 3	Alle Grade	≥ Grad 3
	Anzahl Patienten (%)			
Übelkeit	293 (73)	27 (7)	73 (37)	4 (3)
Erbrechen	152 (38)	15 (4)	25 (13)	2 (1)
Alopezie	150 (37)	1 (<1)	8 (4)	0
Fatigue	147 (36)	16 (4)	52 (27)	1 (<1)
Obstipation	142 (35)	1 (<1)	21 (11)	1 (<1)
Appetitmangel	125 (31)	7 (2)	35 (18)	1 (<1)
Anämie	115 (28)	32 (8)	27 (14)	6 (3)
Diarrhoe	109 (27)	11 (37)	105 (54)	14 (7)
Asthenie	99 (25)	20 (5)	19 (10)	1 (<1)
Kopfschmerzen	80 (20)	1 (<1)	12 (6)	0
Verringerte Neutrophilenzahl	79 (20)	43(11)	14 (7)	4 (2)
Gewichtsabhnahme	71 (18)	1 (<1)	7 (4)	0
Erhöhtes AST	66 (16)	4 (<1)	23 (12)	3 (2)
Neutropenie	65 (16)	31 (8)	10 (5)	4 (2)
Erhöhtes ALT	61 (15)	4 (<1)	20 (10)	1 (<1)
Stomatitis	45 (11)	4 (<1)	36 (18)	2 (1)
Palmar-plantare Erythrodysästhesie	7 (2)	1 (<1)	100 (5,1)	20 (10)

Tab. 3.5: Zusammenfassung der häufigsten Nebenwirkungen, die bei ≥ 15 % aller Patientinnen im Rahmen der DESTINY-Breast02-Studie auftraten [10].

Trastuzumab Deruxtecan zeigte ein beeindruckendes mittleres progressionsfreies Überleben von 17,8 Monaten im Vergleich zu 6,9 Monaten mit der alternativen Behandlung (HR 0,36, 95 % KI 0,28-0,45; p<0,0001; ☞ Abb. 3.8A). Auch das mediane Gesamtüberleben wurde durch T-DXd signifikant von 26,5 Monate im Kontrollarm auf 39,2 Monate um mehr als ein Jahr verbessert (HR 0,66, 95 % KI 0,50-0,86; p=0,0021; ☞ Abb. 3.8B).

Die bestätigte Ansprechrate betrug mit T-DXd 70 % im Vergleich zu 29 % im Kontrollarm.

Der Vorteil durch T-DXd war in allen präspezifizierten Subgruppen deutlich (☞ Abb. 3.9).

Zu den häufigsten Nebenwirkungen von Trastuzumab Deruxtecan gehörten Übelkeit, Erbrechen, Haarausfall und Müdigkeit. Schwere Nebenwirkungen, darunter interstitielle Lungenerkrankungen, traten häufiger bei Trastuzumab Deruxtecan auf.

Das Nebenwirkungsprofil von T-DXd im Vergleich zum Kontrollarm ist in Tabelle 3.5 zusammengefasst.

Diese Studie verdeutlicht das günstige Nutzen-Risiko-Profil von Trastuzumab Deruxtecan bei HER2-positivem metastasierendem Brustkrebs und unterstreicht seine Fähigkeit, resistente Tumore zu überwinden [10].

In der *DESTINY-Breast03-Studie*, wurden von Juli 2018 bis Juni 2020 524 Patientinnen im Verhältnis 1:1 zu entweder Trastuzumab Deruxtecan (n=261) oder Trastuzumab Emtansin (n=263) randomisiert. Die Patientinnen mussten zuvor während oder nach einer Therapie mit Trastuzumab und einem Taxan progredient gewesen sein. Knapp 48 % der Patientinnen erhielt die Therapie in der Studie als Zweitlinientherapie, ca. 23 % als Drittlinientherapie, die restlichen Patientinnen waren noch deutlicher vorbehandelt. Lediglich 5 Patientinnen wurden in der ersten Therapielinie eingeschlossen. T-DXd zeigte eine bestätigte ob-

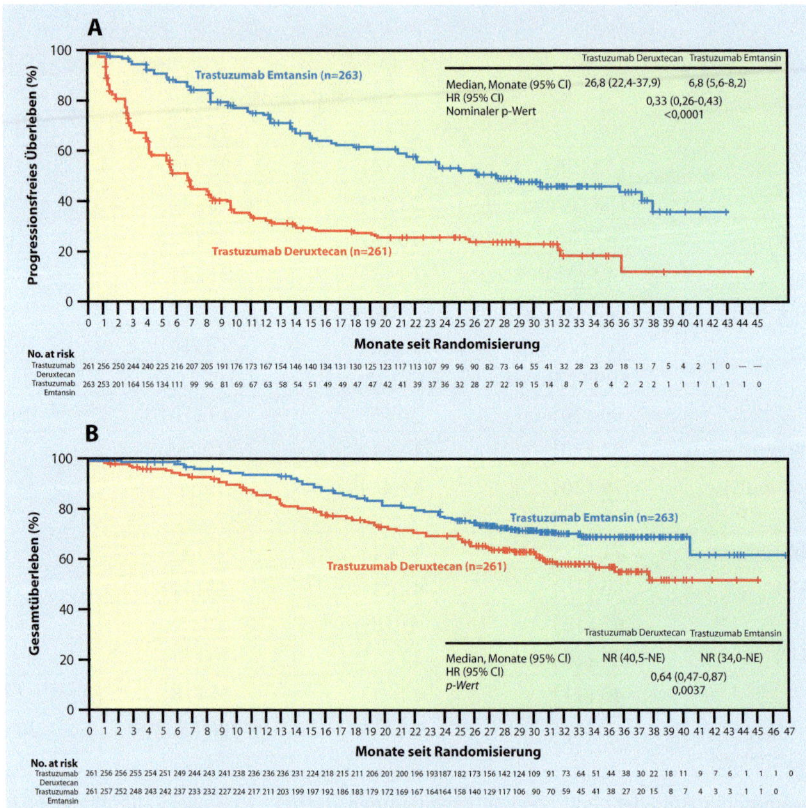

Abb. 3.10: Progressionsfreies Überleben (A) und Gesamtüberleben (B) in der DESTINY-Breast03-Studie [11].

Subgruppe	Anzahl Patienten	Anzahl Ereignisse/Anzahl Patienten Trastuzumab Deruxtecan	Anzahl Ereignisse/Anzahl Patienten Trastuzumab Emtansin	Medianes Progressionsfreies Überleben (95% CI) (Monate) Trastuzumab Deruxtecan	Medianes Progressionsfreies Überleben (95% CI) (Monate) Trastuzumab Emtansin	Hazard Ratio für Krankheits-Progression oder Tod (95% CI)
Patienten gesamt		87/261	158/263	NE (18.5-NE)	6.8 (5.6-8.2)	0.28 (0.22-0.37)
Hormonrezeptorstatus						
Positiv	272	46/133	84/139	22.4 (17.7-NE)	6.9 (4.2-9.8)	0.32 (0.22-0.46)
Negativ	248	41/126	73/122	NE (18.0-NE)	6.8 (5.4-8.3)	0.30 (0.20-0.44)
Vorherige Pertuzumab-Therapie						
Ja	320	57/162	98/158	NE (18.5-NE)	6.8 (5.4-8.3)	0.30 (0.22-0.43)
Nein	204	30/99	60/105	NE (16.5-NE)	7.0 (4.2-9.7)	0.30 (0.19-0.47)
Viszerale Erkrankung						
Ja	384	72/195	123/189	22.2 (16.5-NE)	5.7 (4.2-7.0)	0.28 (0.21-0.38)
Nein	140	15/66	35/74	NE (NE-NE)	11.3 (6.8-NE)	0.32 (0.17-0.58)
Vorherige Therapien						
0 oder 1	258	46/132	75/126	22.4 (17.9-NE)	8.0 (5.7-9.7)	0.33 (0.23-0.48)
≥2	266	41/129	83/137	NE (16.8-NE)	5.6 (4.2-7.1)	0.28 (0.19-0.41)
Stabile Hirnmetastasen						
Ja	114	31/62	31/52	15.0 (12.6-22.2)	5.7 (2.9-7.1)	0.38 (0.23-0.64)
Nein	410	56/199	127/211	NE (22.4-NE)	7.0 (5.5-9.7)	0.27 (0.19-0.37)

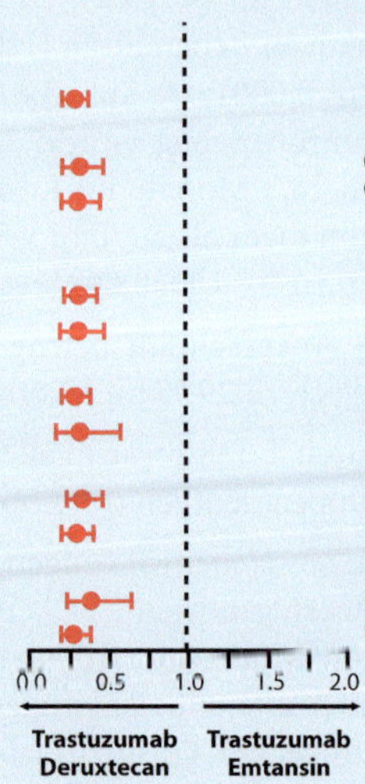

Abb. 3.11: Analyse des PFS in präspezifizierten Subgruppen im Rahmen der DESTINY-Breast03-Studie [12].

Nebenwirkungen	Trastuzumab Deruxtecan (n=257)		Trastuzumab Emtansin (n=261)	
	Alle Grade	≥ Grad 3	Alle Grade	≥ Grad 3
	Anzahl Patienten (%)			
Erkrankungen des Blut- und Lymphsystems				
Anämie	95 (37)	24 (9)	51 (20)	17 (7)
Verringerte Thrombozytenzahl	64 (25)	20 (8)	114 (44)	52 (20)
Verringerte Leukozytenzahl	60 (23)	16 (6)	16 (6)	2 (<1)
Gastrointestinale Erkrankungen				
Übelkeit	198 (77)	18 (7)	79 (30)	1 (<1)
Erbrechen	133 (52)	4 (2)	28 (11)	2 (<1)
Obstipation	96 (37)	0	51 (20)	0
Diarrhoe	83 (32)	3 (1)	21 (8)	2 (<1)
Allgemeine Erkrankungen				
Fatigue	79 (31)	15 (6)	53 (20)	2 (<1)
Kopfschmerzen	62 (24)	1 (<1)	40 (15)	0
Laborwerte				
Verringerte Neutrophilenzahl	79 (31)	41(16)	30 (11)	8 (3)
Erhöhtes AST	72 (28)	2 (<1)	108 (41)	14 (5)
Erhöhtes ALT	59 (23)	4 (2)	83 (32)	12 (5)
Metabolische und Ernährungsstörungen				
Appetitmangel	78 (30)	4 (2)	46 (18)	1 (<1)
Gewichtsabhnahme	58 (23)	6 (2)	23 (9)	2 (<1)
Haut- und Weichteilerkrankungen				
Alopezie	102 (40)	1 (<1)	9 (3)	0

Tab. 3.6: Nebenwirkungen aller Grade, die im Rahmen der DESTINY-Breast03-Studie bei ≥ 20 % auftraten.

jektive Ansprechrate von 79 % im Vergleich zu einer Ansprechrate von lediglich 35 % unter T-DM1.

Das mittlere progressionsfreie Überleben war in der aktualisierten Analyse mit einer medianen Nachbeobachtungszeit von 28,4 Monaten mit Trastuzumab Deruxtecan signifikant um knapp das Vierfache verlängert (28,8 Monate vs. 6,8 Monate; HR 0,33, 95 % KI 0,26-0,43, p<0,0001; ☞ Abb. 3.10A). Zuletzt konnte auch eine statistisch und klinisch signifikante Verlängerung des Gesamtüberlebens nachgewiesen werden, wobei in beiden Armen der Median noch nicht erreicht wurde (HR 0,64, 95 % KI 0,47-0,87; p=0,0037; ☞ Abb. 3.10B).

Der Vorteil im PFS (und auch OS [11]) zeigte sich in allen präspezifizierten Subgruppen, inklusiver der Patientinnen mit stabilen Hirnmetastasen bei Studieneinschluss (☞ Abb. 3.11).

Bei der Mehrzahl der Patientinnen traten in beiden Therapiearmen therapiebezogene Nebenwirkungen auf (>99 % für T DXd vs 95 % für T-DM1), wobei die Anzahl höhergradiger Nebenwirkungen (≥ Grad 3) und schwerer unerwünschter Ereignisse (SAEs) ähnlich war zwischen den Gruppen (≥ Grad 3: 56 % vs 52 %; SAEs 25 % vs 22 % für T-DXd bzw. T-DM1). Bei der Betrachtung der Nebenwirkungsraten ist jedoch auch zu berücksichtigen, dass die Therapiedauer der Patientinnen mit T-DXd mehr als 2,5-mal so lang war. Insgesamt brachen 20 % der Patientinnen unter T-DXd und 7 % der Patientinnen unter T-DM1 die Therapie aufgrund von Nebenwirkungen ab. Der häufigste Grund für nebenwirkungsbedingte Therapieabbrüche unter T-DXd waren Pneumonitiden (6 %), interstitielle Lungenerkrankungen (5 %, ILD, interstitial lung disease) und „Pneumonien" (2 %). Die häufigsten Gründe der Therapieabbrüche unter T-DM1 waren Thrombozytopenien (3 %), aber auch Pneumonitiden (1 %). Nebenwirkungsbedingte Dosisreduktionen waren bei 25 % der Patientinnen unter T-DXd erforderlich, im Vergleich zu 15 % unter T-DM1 [11].

Tabelle 3.6 fasst die Nebenwirkungen im Rahmen der DESTINY-Breast03-Studie zusammen.

Behandlungsbedingte Fälle einer interstitiellen Lungenerkrankung, die durch ein hierfür eingesetztes Komitee beurteilt wurden und der Therapie zugeschrieben wurden, traten in einer aktuellen Analyse in 15 % der Patientinnen unter T-DXd und 3 % der Patientinnen unter T-DM1 auf, davon 14 % Grad 1/2 und keine Grad 4 bzw. 5 Ereignisse [11].

Zusammenfassend zeigt Trastuzumab Deruxtecan bei Patienten mit HER2-positivem metastasiertem Brustkrebs nach vorheriger Behandlung mit Trastuzumab und einem Taxan eine deutlich verbesserte Progressionsfreiheit und Überlebensrate im Vergleich zu Trastuzumab Emtansine, wobei jedoch das Risiko von Lungenerkrankungen beachtet werden muss [12].

Trastuzumab Deruxtecan ist für das progrediente inoperable, lokal fortgeschrittene oder metastasierte HER2-positive Mammakarzinom nach mindestens einer vorherigen gegen HER2 gerichteten Therapie zugelassen [13].

Trastuzumab Deruxtecan – Zulassung beim HER2-positiven Mammakarzinom:
Auf der Grundlage der Daten der DESTINY-Breast-Studie03 ist T-DXd in der EU für die Behandlung von Erwachsenen mit inoperablem oder metastasiertem HER2-positivem Brustkrebs zugelassen, die zuvor mindestens eine anti-HER2-basierte Therapie erhalten haben.

T-DXd bei Patientinnen mit HER2-low Mammakarzinom – klinische Daten DB-04; ultra-low, Zulassung

Präklinische Untersuchungen und Daten aus klinischen Studien deuteten darauf hin, dass T-DXd möglicherweise auch bei Patienten mit geringerer HER2-Expression wirksam sein könnte [13]. Dies führte zur Definition einer therapierelevanten Patientengruppe mit niedriger, die inzwischen als HER2-low bezeichnet wird. Sie ist definiert durch ein IHC-Ergebnis von 1+ oder von 2+ in Kombination mit negativen Ergebnissen bei der In-situ-Hybridisierung (ISH) [14] (☞ Abb. 3.12).

Circa zwei Drittel der Patientinnen mit HER2-negativem, HR-positivem Mammakarzinom fallen in die HER2-low-Subgruppe. Bei den triple-negativen Patientinnen ist dies ungefähr ein Drittel [15].

Die Wirksamkeit von T-DXd bei Patientinnen mit HER2-low metastasiertem Mammakarzinom wurde in der Phase III DESTINY-Breast04-Studie untersucht.

Sie schloss insgesamt 557 Patienten ein. Die Studienpopulation für den primären Endpunkt bestand aus 494 Patientinnen mit HR-positivem Mammakarzinom, deren Erkrankung als endokrin refraktär angesehen wurde. Im Rahmen der Studie wurde jedoch auch eine kleine exploratorische Gruppe von Patientinnen mit triple-negativem HER2-low Mammakarzinom eingeschlossen (n=63). Die Patientinnen wurden im Verhältnis 2:1 zu entweder T-DXd oder einer Che-

Autor	Therapie	Population	Anzahl	PFS	OS
DESTINY-Breast02 [10]	T-DXd vs. Lapatinib+Capecitabin oder Trastuzumab+Capecitabin	HER2+	608	17,8 vs. 6,9 Mo HR 0,36 (0,28-0,45) p< 0,0001	39,2 vs. 26,5 Mo HR 0,6575 (0,5023-0,8605) p= 0,0021
DESTINY-Breast03 [11, 12]	T-DXd vs. Trastuzumab Emtansin	HER2+	524	Cortes: FU 16,2 Mo HR 0,28 (0,22-0,37) p< 0,001 Hurvitz: FU 28,4 Mo (T-DXd) & 26,5 Mo (T-DM1) 28.8 vs 6,8 Mo; HR 0,33 (0,26-0,43; p<0,0001)	Medianes OS nicht erreicht. OS-Rate nach 12 Mo: 94,1 vs. 86,0 % HR 0,64 (0,47-0,87) p= 0,0037

Tab. 3.7: Trastuzumab Deruxtecan: Phase-III-Studien mit T-DXd beim metastasierten HER2-positiven Mammakarzinom. HR = Hazard Ratio, OS = Gesamtüberleben („overall survival"), PFS = progressionsfreies Überleben („progression-free survival"), T-DXd = Trastuzumab Deruxtecan Mo = Monate.

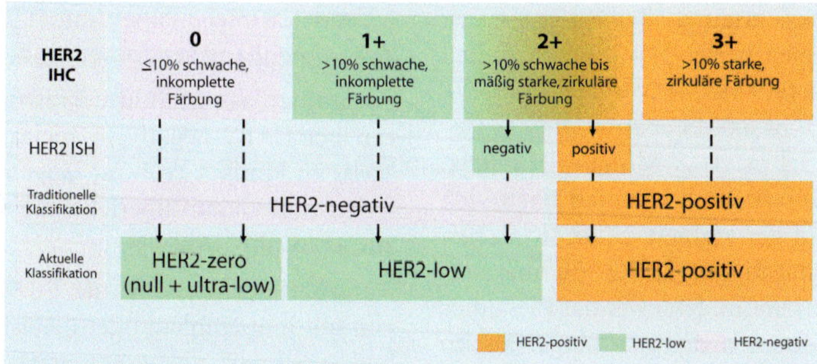

Abb. 3.12: HER2-low im Kontext von ASCO / CAP [14].

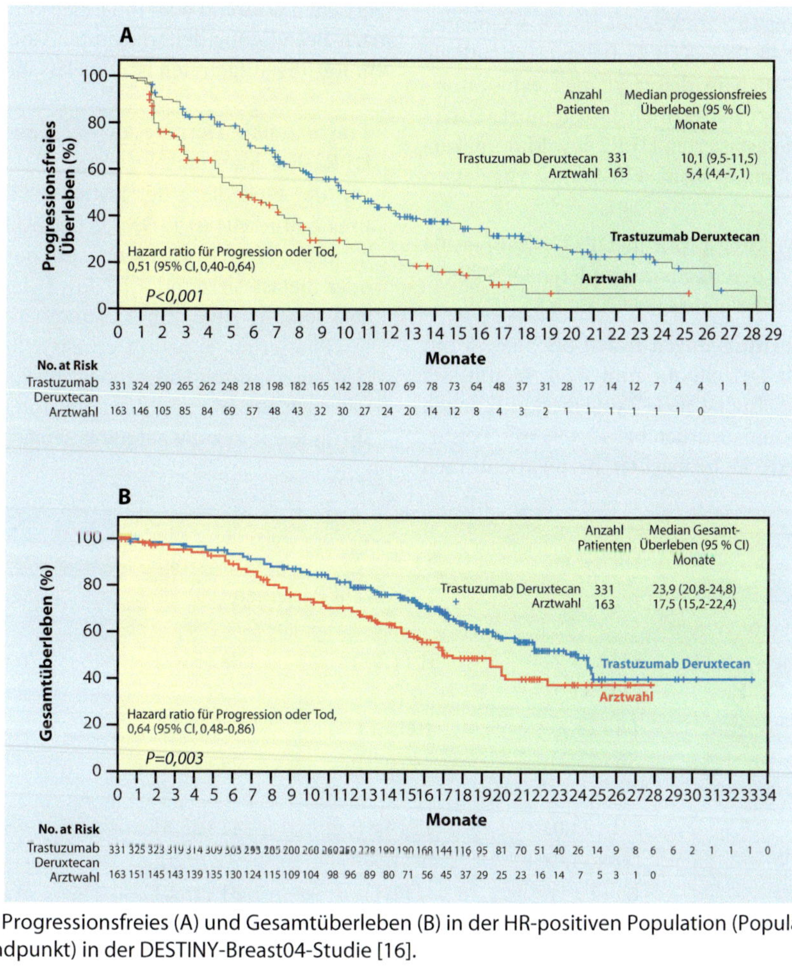

Abb. 3.13: Progressionsfreies (A) und Gesamtüberleben (B) in der HR-positiven Population (Population für den primären Endpunkt) in der DESTINY-Breast04-Studie [16].

motherapie nach Wahl des Prüfarztes randomisiert. Letztere konnte aus Capecitabin, Eribulin, Gemcitabin, Paclitaxel oder nab-Paclitaxel bestehen.

T-DXd erreichte in der Studie den primären Endpunkt und verbesserte in der HR-positiven Population das PFS im Vergleich zum Kontrollarm von 5,4 auf 10,1 Monate (HR 0,51, 95 % KI 0,40-0,64; p<0,001; ☞ Abb. 3.13A) und auch das Gesamtüberleben von 17,5 auf 23,9 Monate (HR 0,64, 95 % KI 0,49-0,84; p=0,001; ☞ Abb. 3.13B).

Auch unter Berücksichtigung aller Patienten war das progressionsfreie Überleben mit Trastuzumab Deruxtecan länger (9,9 vs. 5,1 Monate; HR 0,50, 95 % KI 0,40-0,63, p<0,001) ebenso wie das Gesamtüberleben (23,4 vs. 16,8 Monate; HR 0,64, 95 % KI 0,49-0,84; p=0,001). Letztlich zeigte sich der Vorteil auch in der kleinen exploratorischen Kohorte mit HR-negativem, HER2-low metastasiertem Mammakarzinom. Hier war das PFS unter T-DXd mit 8,5 Monaten deutlich länger als im Kontrollarm mit 2,9 Monaten (HR 0,46, 95 % KI 0,24-0,89) und auch das Gesamtüberleben war unter T-DXd mit 18,2 im Vergleich zu 8,3 Monaten länger (HR 0,48, 95 % KI 0,24-0,95). Der deutliche Unterschied auch in dieser kleinen exploratorischen Subgruppe hat letztlich dazu geführt, dass T-DXd beim metastasierten HER2-low Mammakarzinom unabhängig vom HR-Status zugelassen wurde (s.u.).

Das Nebenwirkungsprofil in DESTINY-Breast04 entsprach dem bereits aus den anderen DESTINY-Breast-Studien bekannten (☞ Tab. 3.8).

Schwere Nebenwirkungen traten bei 52,6 % mit Trastuzumab Deruxtecan und 67,4 % mit der Arztwahl auf. Interstitielle Lungenerkrankungen oder Pneumonitis wurden bei 12,1 % mit Trastuzumab Deruxtecan beobachtet, bei 8 Patientinnen ≥ Grad 3, wobei 3 Patientinnen (0,8 %) in diesem Zusammenhang verstorben sind.

Zusammenfassend führte Trastuzumab Deruxtecan bei HER2-negativem metastasiertem Brustkrebs zu klinisch relevant längeren progressionsfreien und Gesamtüberlebenszeiten im Vergleich zur Arztwahl [16].

Aufgrund der Daten wurde T-DXd bei Patientinnen mit inoperablem oder metastasiertem HER2-low Brustkrebs, die bereits eine Chemotherapie in der metastasierten Situation erhalten haben oder bei denen während oder innerhalb von 6 Monaten nach Beendigung der adjuvanten Chemotherapie ein Rezidiv aufgetreten ist, zugelassen.

Trastuzumab Deruxtecan – Zulassung beim HER2-low Mammakarzinom:
Auf der Grundlage der Daten der DESTINY-Breast-Studie04 ist T-DXd in der EU für die Behandlung von Erwachsenen mit inoperablem oder metastasiertem HER2-low Brustkrebs zugelassen, die zuvor eine Chemotherapie in der metastasierten Situation erhalten haben oder bei denen während oder innerhalb von 6 Monaten nach Beendigung der adjuvanten Chemotherapie ein Rezidiv aufgetreten ist.

Nebenwirkungen	Trastuzumab Deruxtecan (n=371)		Chemotherapie nach Arztwahl (n=172)	
	Alle Grade	≥ Grad 3	Alle Grade	≥ Grad 3
	Anzahl Patienten (%)			
Blut und Lymphsystem				
Neutropenie	123 (33,2)	51 (13,7)	88 (51,2)	70 (40,7)
Anämie	123 (33,2)	30 (8,1)	39 (22,7)	8 (4,7)
Thrombozytopenie	88 (23,7)	19 (5,1)	16 (9,3)	1 (0,6)
Leukopenie	86 (23,2)	24 (6,5)	54 (31,4)	33 (19,2)
Gastrointestinaltrakt				
Übelkeit	271 (73,0)	17 (4,6)	41 (23,8)	0
Erbrechen	126 (34,0)	5 (1,3)	17 (9,9)	0
Diarrhoe	83 (22,4)	4 (1,1)	31 (18,0)	3 (1,7)
Obstipation	79 (21,3)	0	22 (12,8)	0
Erhöhung der Transaminasen	87 (23,5)	12 (3,2)	39 (22,7)	14 (8,1)
Fatigue	177 (47,7)	28 (7,5)	73 (42,4)	8 (4,7)
Appetitlosigkeit	106 (28,6)	9 (2,4)	28 (16,3)	2 (1,2)
Alopezie	140 (37,7)	0	56 (32,6)	0

Tab. 3.8: Nebenwirkungen von T-DXd im Vergleich zur Chemotherapie nach Wahl des Arztes in der DESTINY-Breast04-Studie [16].

T-DXd-Aktivität bei Hirnmetastasen

Trastuzumab Deruxtecan (T-DXd) hat sich als wirksame Behandlungsoption für vorbehandelte Patienten mit HER2-positivem fortgeschrittenem Brustkrebs erwiesen. Hirnmetastasen stellen aufgrund der inzwischen deutlich besseren Kontrolle extrakranieller Metastasen ein zunehmendes klinisch herausforderndes Problem dar.

Als eine erste Studie, die Patientinnen mit aktiven Hirnmetastasen einschloss, definierte die HER2CLIMB-Studie gerade in dieser Patientenpopulation mit der Kombination aus Tucatinib, Trastuzumab und Capecitabin eine Standardtherapieoption mit verbessertem Gesamtüberleben im Vergleich zu Trastuzumab/Capecitabin allein auch bei Patientinnen mit aktiven Hirnmetastasen [17]. Vor dem Hintergrund der hervorragenden Wirksamkeit von T-DXd bei Patientinnen mit HER2-positivem (inklusive Patientinnen mit stabilen Hirnmetastasen) und auch HER2-low Mammakarzinom besteht ein großes Interesse, die Wirksamkeit von T-DXd bei Hirnmetastasen und vor allem auch aktiven Hirnmetastasen zu untersuchen.

Hierzu gibt es inzwischen Daten aus mehreren prospektiven Studien.

Die DEBBRAH-Studie hat zum Ziel, die Wirkung von T-DXd bei Patienten mit HER2-positivem oder HER2-low fortgeschrittenem Brustkrebs und Beteiligung des zentralen Nervensystems zu untersuchen. Dabei zeigte T-DXd eine vielversprechende intrakranielle Aktivität bei guter Verträglichkeit und erhielt die Lebensqualität bei vorbehandelten HER2-positiven Brustkrebspatienten mit stabilen, unbehandelten oder fortschreitenden Hirnmetastasen. Die intrakranielle Ansprechrate nach RANO-BM ausgewertet betrug 46,2 % (n=6/13) bei Patientinnen mit aktiven Hirnmetastasen. Zwischenzeitlich wurden ähnliche Ansprechraten (IC-ORR 41,7 %; n=5/12) auch für Patientinnen mit Hirnmetastasen eines HER2-low Mammakarzinoms aus der DEBBRAH-Studie berichtet [18].

Auch in der TUXEDO-1-Studie wurde die Wirkung von Trastuzumab Deruxtecan bei Patienten mit HER2-positivem Brustkrebs und aktiven

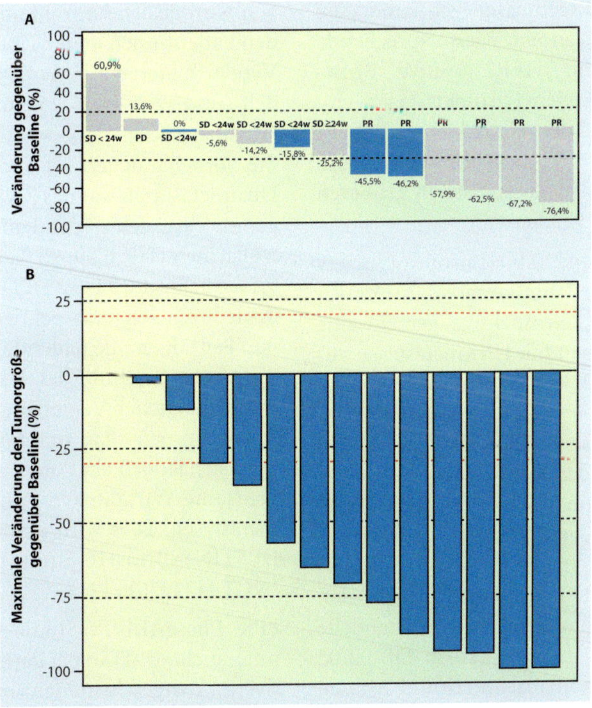

Abb. 3.14: Wasserfall-Diagramm des intrakraniellen Ansprechens nach RANO-BM bei Patientinnen mit aktiven Hirnmetastasen eines HER2-positiven Mammakarzinoms in der DEBBRAH-Studie (A) und in der TUXEDO-1-Studie (B).

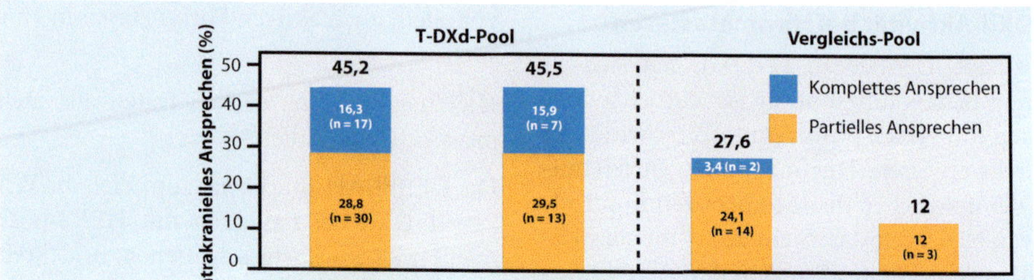

	Behandelte/stabile Hirnmetastasen (n = 104)	Unbehandelte/aktive Hirnmetastasen (n = 44)	Behandelte/stabile Hirnmetastasen (n = 58)	Unbehandelte/aktive Hirnmetastasen (n = 25)
Bestes Gesamtansprechen, n (%)				
Stabile Erkrankung	48 (46,2)	15 (34,1)	28 (48,3)	15 (60,0)
Progressive Erkrankung	3 (2,9)	1 (2,3)	7 (12,1)	5 (20,0)
Nicht evaluierbar/fehlt	6 (5,8)	8 (18,2)	7 (12,1)	2 (8,0)
IC-DoR, Median, Monate (95% CI)	12,3 (9,1-17,9)	17,5 (13,6-31,6)	11,0 (5,6-16,0)	NA[b]

Abb. 3.15: Gepoolte, retrospektive, exploratorische Analyse des besten intrakraniellen Ansprechens nach RECIST v1.1 bei Patientinnen mit Hirnmetastasen aus den Studien DESTINY-Breast01, -02 und -03.

Hirnmetastasen prospektiv untersucht. Die primären Endpunkte waren die intrakranielle Ansprechrate (nach RANO-BM) und das progressionsfreie Überleben. Die Studie erreichte ihre vordefinierten Ziele, insbesondere mit einer bemerkenswert hohen intrakraniellen Ansprechrate von 73,3 %. Es wurden keine neuen Sicherheitssignale beobachtet, und die Lebensqualität der Patienten blieb erhalten. Diese Ergebnisse legen nahe, dass Trastuzumab Deruxtecan eine vielversprechende Behandlungsoption für HER2-positive Brustkrebspatienten mit aktiven Hirnmetastasen sein könnte [19]. Aufgrund der relativ kleinen Patientenzahlen sind weitere Studien erforderlich, um diese vielversprechenden Ergebnisse in größeren Patientenkohorten zu validieren.

Unlängst wurde auf dem ESMO (European Society of Medical Oncology) Jahreskongress 2023 auch eine exploratorische, retrospektive gemeinsame Analyse der Patientinnen mit Hirnmetastasen aus den DESTINY-Breast01-03-Studien vorgestellt. In diesen 3 Studien waren insgesamt 231 Patientinnen mit Hirnmetastasen behandelt worden, 148 mit T-DXd und 83 in den Kontrollarmen. Die Patientinnen mit Hirnmetastasen wurden dabei durch das verblindete, zentrale Reviewkommittee (BICR) anhand der mandatorischen Schädel-MRTs/CTs festgestellt. Die Patientinnen in den Studien hatten asymptomatische, vorbehandelte Hirnmetastasen. Nur initial waren in DB-02/03 unbehandelte, asymptomatische Hirnmetastasen (n=44) erlaubt. Die hier eingeschlossenen Patientinnen mit Hirnmetastasen sind also in dieser Hinsicht nicht mit den Patientinnen in der HER2CLIMB-Studie vergleichbar, welche auch aktive Hirnmetastasen einschloss. Die intrakranielle Ansprechrate lag mit T-DXd bei 45,2 % für die stabilen, vorbehandelten Hirnmetastasen (n=47/104) und bei 45,5 % für die nicht-vorbehandelten, asymptomatischen Hirnmetastasen (n=20/44), wobei in 16,3 bzw. 15,9 % der Fälle auch bildgebende Komplettremissionen beschrieben wurden. Die intrakranielle Ansprechrate bei den Patientinnen in den Kontrollarmen betrug im Vergleich hierzu 27,9 % (n=16/58) für vorbehandelte und 12 % (n=3/25) für nicht vorbehandelte Hirnmetastasen [20] (☞ Abb. 3.15). Sowohl für die vorbehandelten als auch die unbehandelten Hirnmetastasen war das ZNS-PFS mit T-DXd länger im Vergleich zu den Patientinnen in den Kontrollarmen (HR 0,59, 95 % KI 0,39-0,89 bzw. HR 0,19, 95 % KI 0,11-0,35). Diese Analysen sind jedoch durch den retrospektiven Charakter, die kleinen Fallzahlen, die fehlende Randomisierung und die Vorbehandlung der Hirnmetastasen Gegenstand möglicher Verzerrung und somit limitiert. In Zusammenschau mit den prospektiven Daten zeigt sich jedoch ein Potential für eine klinisch bedeutsame Wirksamkeit von T-DXd gegen Hirnmetastasen. Dies wird aktuell in der einarmigen DESTINY-Breast12-Studie prospektiv untersucht (NCT04739761) [21].

Eine Phase-IIIb/IV-Studie (**DESTINY-Breast12**) untersuchte T-DXd bei Patienten mit HER2-positivem, fortgeschrittenem/metastasiertem Brustkrebs (mBC), einschließlich solcher mit stabilen oder aktiven Hirnmetastasen (BMs). Die Ergebnisse zeigen eine beeindruckende Gesamt- und intrakranielle Wirksamkeit: Nach 12 Monaten betrug das progressionsfreie Überleben (PFS) in der BM-Kohorte 61,6 %, und die objektive Ansprechrate (ORR) lag bei Patienten ohne BMs bei 62,7 %. Schwerwiegende Nebenwirkungen traten bei etwa 50 % der Patienten auf, darunter interstitielle Lungenerkrankungen bei bis zu 16 %. Diese Daten unterstützen die Verwendung von T-DXd bei zuvor behandelten Patienten mit HER2+ mBC, unabhängig vom Status der Hirnmetastasen [22].

Vorläufige, vielversprechende Ergebnisse aktuell laufender Studien

Die **DESTINY-Breast06-Studie** untersucht die Wirksamkeit von T-DXd bei Patientinnen mit hormonrezeptorpositivem, HER2-low oder HER2-ultra-low metastasiertem Brustkrebs, die zuvor eine oder mehrere endokrinbasierte Therapien erhalten haben. Die Studie vergleicht T-DXd mit einer vom Prüfarzt gewählten Chemotherapie.

Erste Ergebnisse zeigen, dass T-DXd das progressionsfreie Überleben (PFS) signifikant verlängert. In der Gruppe mit HER2-low Expression betrug das mediane PFS 13,2 Monate unter T-DXd im Vergleich zu 8,1 Monaten unter Chemotherapie (Hazard Ratio [HR] 0,62; 95 %-Konfidenzintervall [KI]: 0,51–0,74; p<0,0001). Ähnliche Ergebnisse wurden in der Gesamtpopulation beobachtet, wobei T-DXd das Risiko für Krankheitsprogression oder Tod um 37 % reduzierte (HR 0,63; 95 %-KI: 0,53–0,75; p<0,0001) [23].

Diese Daten deuten darauf hin, dass T-DXd eine vielversprechende Behandlungsoption für Patientinnen mit hormonrezeptorpositivem, HER2-low oder HER2-ultra-low metastasiertem Brustkrebs sein könnte, insbesondere nach dem Versagen endokriner Therapien.

Die **DESTINY-Breast11-Studie** ist eine Phase-III-Studie, die die Wirksamkeit und Sicherheit von T-DXd als neoadjuvante Therapie bei Patientinnen mit HER2-positivem Brustkrebs im Frühstadium untersucht. Derzeit sind noch keine Ergebnisse dieser Studie veröffentlicht worden.

Die **DESTINY-Breast05-Studie** ist eine internationale, randomisierte Phase-III-Studie, die sich auf die postneoadjuvante Behandlung von Patientinnen mit HER2-positivem Brustkrebs konzentriert. Ziel ist es, die Wirksamkeit und Sicherheit von **Trastuzumab Deruxtecan (T-DXd)** im Vergleich zu **Trastuzumab Emtansin (T-DM1)** bei Patientinnen zu untersuchen, die nach einer neoadjuvanten Therapie ein hohes Risiko für ein Rezidiv der Erkrankung aufweisen. Der primäre Endpunkt der DESTINY-Breast05-Studie ist das invasive krankheitsfreie Überleben (iDFS), basierend auf der Beurteilung durch die Prüfärzte. Die Ergebnisse der Studie werden voraussichtlich im Jahr 2025 veröffentlicht.

Pneumonitis/ILD – Häufigkeit, gepoolte Analyse

[24]

Interstitielle Lungenerkrankungen bzw. Pneumonitiden haben sich bereits früh in der klinischen Entwicklung von T-DXd als relevante Nebenwirkung von besonderem Interesse gezeigt. In der Folge sind im Rahmen der Studie spezifische Komitees zur Beurteilungen dieser Nebenwirkungen implementiert worden, ebenso wie gut definierte Leitlinien für das Management dieser Nebenwirkungen.

Der Begriff Pneumonitis steht für eine Entzündung des Lungengewebes, die verschiedene Ursachen haben kann, einschließlich Infektionen, toxischer Exposition oder immunologischer Reaktionen. Interstitielle Lungenerkrankung (ILD) bezieht sich auf eine Gruppe von Lungenerkrankungen, die das Lungengewebe betreffen und oft die Lungeninterstitien, also das Gewebe zwischen den Lungenbläschen, involvieren. Diese Bedingungen können das Lungengewebe vernarben und die normale Sauerstoffaufnahme beeinträchtigen, was zu Symptomen wie Atemnot, Husten und Müdigkeit führt. In der Literatur wird das Auftreten von Pneumonitis/ILD unter T-DXd als Nebenwirkung mit ca. 10-15 % im Vergleich zu anderen Chemotherapien mit <1 % beschrieben [10, 24].

Eine vorliegende Analyse [24] untersuchte 1150 Patienten mit verschiedenen fortgeschrittenen Krebserkrankungen, darunter Brust-, Magen-, Lungen-, Darm- und andere Tumorentitäten. Die mittlere Behandlungsdauer betrug 5,8 Monate, wobei die meisten Patienten bereits mehrere Therapiezyklen durchlaufen hatten. Obwohl die meisten dieser Ereignisse von geringem Schweregrad waren, waren sie dennoch klinisch relevant. Interessanterweise traten die meisten Vorfälle innerhalb des ersten Jahres nach Behandlungsbeginn auf, was auf eine mögliche zeitliche Verbindung mit der Therapie hinweisen könnte. Zusätzliche

Interstitille Lungenerkrankungen (ILD) /Pneumonitis unter T-DXd						
n (%)	Grad 1	Grad 2	Grad 3	Grad 4	Grad 5	Alle Grade
DB-01 [8] (n=184)	7 (3,8)	16 (8,7)	1 (0,5)	0	5 (2,7)	29 (15,8)
DB-02 [10] (n=404)	11 (2,7)	26 (6,4)	3 (0,7)	0	2 (0,5)	42 (10,4)
DB-03 [11] (n=257)	11 (0,4)	26 (10,1)	2 (0,8)	0	0	39 (15,2)
DB-04 [16] (n=371)	13 (3,5)	24 (6,5)	5 (1,3)	0	3 (0,8)	45 (12,1)

Tab. 3.9: Häufigkeit einer ILD/Pneumonitis nach Schweregrad in den Studien DB-01, -02, -03 und -04. Grad 5 gibt die im Zusammenhang aufgetretenen Todesfälle wieder. DB = DESTINY-Breast.

Datenanalysen zeigten, dass die ILD/Pneumonitis in vielen Fällen früher auftrat als von den behandelnden Ärzten erkannt. Eine Cox-Regression identifizierte bestimmte Risikofaktoren, die mit einem erhöhten ILD/Pneumonitis-Risiko verbunden waren, darunter das Patientenalter (wobei ein geringeres Alter mit einem erhöhten Risiko einherging), die Behandlungsdosis, die Sauerstoffsättigung im Blut bei Therapiebeginn und Vorgeschichten von Lungenerkrankungen sowie eine eingeschränkte Nierenfunktion.

Tabelle 3.9 fasst die Inzidenz der ILD in den Studien DESTINV-Breast01, -02, -03 und -04 nach Schweregrad zusammen.

Diese Ergebnisse tragen zu unserem Verständnis der Sicherheit und Verträglichkeit der untersuchten Behandlung bei, insbesondere im Hinblick auf das Risiko von ILD/Pneumonitis. Sie legen nahe, dass eine sorgfältige Überwachung während der Behandlung erforderlich ist, um potenzielle Nebenwirkungen frühzeitig zu erkennen und angemessen zu behandeln. Zusätzliche Studien sind notwendig, um die zugrunde liegenden Mechanismen dieser unerwünschten Ereignisse besser zu verstehen und präventive Maßnahmen zu entwickeln, um das Risiko für die Patienten zu minimieren [24].

Management

Das Management von Pneumonitis und ILD im Zusammenhang mit Trastuzumab Deruxtecan erfordert eine gründliche Überwachung der Patienten sowie schnelle und effektive Interventionen bei ersten Anzeichen von ILD/Pneumonitis. Dafür ist auch eine gute Aufklärung der Patienten über diese mögliche Nebenwirkung und deren Bedeutung essentiell.

Wichtige Aspekte des Managements umfassen:

- **Früherkennung und Diagnose:** Regelmäßige Überwachung auf Symptome wie Atemnot, Husten und Fieber ist entscheidend, besonders in den ersten Behandlungsmonaten. Bei den bildgebenden Verfahren sind CT-Scans für die Diagnose entscheidend. Vor dem Hintergrund, dass nach der Diagnose einer ILD mit Grad 2, definiert durch das Auftreten von Symptomen, die Therapie mit T-DXd permanent abgesetzt werden muss, ist es erstrebenswert, die Diagnose bereits vor Auftreten von Symptomen (Dyspnoe, Reizhusten etc.) zu sichern, um so nach entsprechender Pause und Therapie die Therapie ggfs. wieder fortsetzen zu können.
- **Behandlungsintervention:** Bei Verdacht auf ILD/Pneumonitis wird die Verabreichung von Trastuzumab Deruxtecan sofort unterbrochen. Je nach Schweregrad können Kortikosteroide erforderlich sein, um Entzündungen zu lindern. Die Zusammenarbeit zwischen Onkologen, Radiologen und Pneumologen ist hierbei essenziell.
- **Multidisziplinäre Betreuung:** Eine interdisziplinäre Herangehensweise, involvierend Onkologen, Pneumologen, Radiologen und weitere Spezialisten, ist erforderlich. Eine individuelle Anpassung der Behandlung basierend auf klinischen Befunden ist wichtig.
- **Nachsorge und Überwachung:** Kontinuierliche Nachsorge und Überwachung der Lungenfunktion sind nach einer Episode von ILD/Pneumonitis entscheidend, um Risiken zu minimieren und Langzeitfolgen zu erkennen. Regelmäßige Untersuchungen und bildgebende Verfahren helfen, Veränderungen frühzeitig zu erkennen und angemessen zu behandeln.

Zum Management der ILD/Pneumonitis unter T-DXd sind inzwischen gute Leitlinien publiziert

[25, 26]. Die Abbildung 3.16 gibt einen Überblick über das Management der ILD unter T-DXd. Es ist dabei auch auf Aktualisierungen der Empfehlungen zu achten.

Insgesamt erfordert das Management von ILD/Pneumonitis unter Trastuzumab Deruxtecan eine sorgfältige Überwachung, schnelle Intervention und eine umfassende, multidisziplinäre Betreuung, um die besten Ergebnisse für die Patienten zu gewährleisten.

3.1.3. Weitere gegen HER2-gerichtete ADCs: Trastuzumab Duocarmazin u.a.

Trastuzumab Duocarmazin (T-Duo, SYD985) ist ein weiteres gegen HER2 gerichtetes ADC, bei dem als Payload Duocarmycin kovalent an Trastuzumab gebunden ist [27, 28]. Frühe klinische Studien zeigten eine bemerkenswerte klinische Aktivität bei stark vorbehandelten Patienten mit HER2-exprimierenden soliden Tumoren, einschließlich HER2-positivem, Trastuzumab Emtansin-resistentem und HER2-low Brustkrebs, mit einem überschaubaren Sicherheitsprofil [27]. Die basierend auf diesen ermutigenden Ergebnissen durchgeführte Phase-III-Studie TULIP randomisierte 437 ausgedehnt vorbehandelte Patienten mit HER2-positivem fortgeschrittenem Mammakarzinom in einem Verhältnis von 2:1 zwischen T-Duo (1,2 mg/kg q3w) und Therapie nach Wahl des Arztes (Trastuzumab in Kombination mit Capecitabin oder Vinorelbin oder Eribulin oder Lapatinib plus Capecitabin) [29]. Der primäre Endpunkt war das PFS, welches mit T-Duo signifikant länger war als im Kontrollarm (7,0 vs. 4,9 Monate; HR 0,63; P = 0,002), es änderte sich in dieser Analyse nicht im Vergleich zur ersten Analyse. Bei längerer Nachbeobachtung wurden keine neuen Sicherheitsbefunde beobachtet. Eine Verbesserung des medianen OS ließ sich jedoch, anders als in den Studien mit T-DXd, nicht nachweisen. Es betrug 21,0 Monate in der T-Duo Gruppe und 19,5 Monate in der Standardtherapie (HR 0,87, 95 % KI 0,68-1,12, p=0,236).

Ein Problem stellt bei T-Duo jedoch eine hohe Rate an okulären Nebenwirkungen dar (78,1 % alle Grade, 21,1 % ≥ Grad 3), die häufig (21,5 %) auch

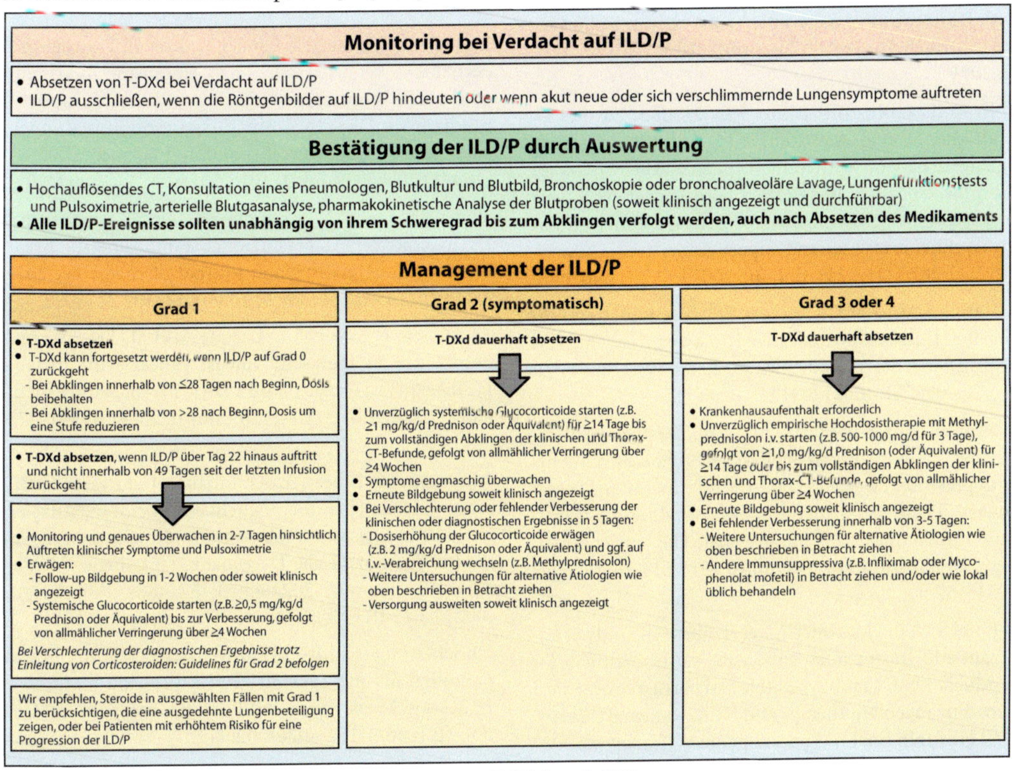

Abb. 3.16: Management der ILD/Pneumonitis unter T-DXd nach [25].

zum Therapieabbruch führten. Auch traten in 7,6 % der Fälle eine ILD bzw. Pneumonitis auf (2,4 % ≥ Grad 3). Aktuell ist der Status im Hinblick auf eine Zulassung von T-Duo unklar.

Aktuell ist eine ganze Reihe weiterer gegen HER2-gerichteter ADCs neuerer Generationen in klinischer Entwicklung.

Die Entwicklung der gegen HER2 gerichteten Antikörper-Wirkstoff-Konjugate inklusive ADCs der neuen Generation haben die Behandlung des HER2-positiven Mammakarzinoms revolutioniert und zeigen auch neue Perspektiven für den HER2-low Subtyp nach Entwicklung einer Resistenz gegenüber endokrin basierten Therapien. Darüber hinaus führt Trastuzumab Deruxtecan als ADC der dritten Generation zu statistisch signifikanten und klinisch relevanten Verbesserungen des Überlebens auch bei Tumoren mit schwacher HER2-Expression.

Literatur

1. Krop IE, Beeram M, Modi S, Jones SF, Holden SN, Yu W, et al. Phase I study of trastuzumab-DM1, an HER2 antibody-drug conjugate, given every 3 weeks to patients with HER2-positive metastatic breast cancer. J Clin Oncol. 2010;28(16):2698-2704. doi: 10.1200/JCO.2009.26.2071

2. Krop IE, LoRusso P, Miller KD, Modi S, Yardley D, Rodriguez G, et al. A phase II study of trastuzumabemtansine in patients with human epidermal growth factor receptor 2-positive metastatic breast cancer who were previously treated with trastuzumab, lapatinib, an anthracycline, a taxane, and capecitabine. J Clin Oncol. 2012;30(26):3234-3241. doi: 10.1200/JCO.2011.40.5902

3. Verma S, Miles D, Gianni L, et al. Trastuzumab emtansine for HER2-positive advanced breast cancer. The New England journal of medicine. 2012;367(19):1783–1791. doi:10.1056/NEJMoa1209124.

4. Krop IE, Kim S-B, Martin AG, et al. Trastuzumab emtansine versus treatment of physician's choice in patients with previously treated HER2-positive metastatic breast cancer (TH3RESA): final overall survival results from a randomised open-label phase 3 trial. The Lancet Oncology. 2017;18(6):743–754. doi:10.1016/S1470-2045(17)30313-3.

5. Loibl S, Mano M, Untch M, et al: Phase III study of adjuvant ado-trastuzumab emtansine vs trastuzumab for residual invasive HER2-positive early breast cancer after neoadjuvant chemotherapy and HER2-targeted therapy: KATHERINE final IDFS and updated OS analysis. 2023 San Antonio Breast Cancer Symposium. Abstract GS03-12.

6. Minckwitz G von, Huang C-S, Mano MS, et al. Trastuzumab Emtansine for Residual Invasive HER2-Positive Breast Cancer. The New England journal of medicine. 2019;380(7):617–628. doi:10.1056/NEJMoa1814017.

7. McCullough J. Phase III study of adjuvant ado-trastuzumab emtansine vs trastuzumab for residual invasive HER2-positive early breast cancer after neoadjuvant chemotherapy and HER2-targeted therapy: KATHERINE final IDFS and updated OS analysis.

8. Saura C, Modi S, Krop I, Park YH, Kim SB, Tamura K, et al.TrastuzumabDeruxtecan in Previously Treated Patients With HER2-Positive Metastatic Breast Cancer: Updated Survival Results From a Phase 2 Trial (DESTINY-Breast01). Ann Oncol 2023. doi: 10.1016/j.annonc.2023.12.001

9. Modi S, Saura C, Yamashita T, Park YH, Kim SB, Tamura K, et al. TrastuzumabDeruxtecan in Previously Treated HER2-Positive Breast Cancer. N Engl J Med. 2020;382(7):610-621. doi: 10.1056/NEJMoa1914510

10. André F, Hee Park Y, Kim S-B, et al. Trastuzumab deruxtecan versus treatment of physician's choice in patients with HER2-positive metastatic breast cancer (DESTINY-Breast02): a randomised, open-label, multicentre, phase 3 trial. Lancet (London, England). 2023;401(10390):1773–1785. doi:10.1016/S0140-6736(23)00725-0.

11. Hurvitz SA, Hegg R, Chung W-P, et al. Trastuzumab deruxtecan versus trastuzumab emtansine in patients with HER2-positive metastatic breast cancer: updated results from DESTINY-Breast03, a randomised, open-label, phase 3 trial. Lancet (London, England). 2023;401(10371):105–117. doi:10.1016/S0140-6736(22)02420-5.

12. Cortés J, Kim S-B, Chung W-P, et al. Trastuzumab Deruxtecan versus Trastuzumab Emtansine for Breast Cancer. The New England journal of medicine. 2022;386(12):1143–1154. doi:10.1056/NEJMoa 2115022.

13. Mosele F, Deluche E, Lusque A, et al. Trastuzumab deruxtecan in metastatic breast cancer with variable HER2 expression: the phase 2 DAISY trial. Nature medicine. 2023;29(8):2110–2120. doi:10.1038/s41591-023-02478-2.

14. Denkert C, Lebeau A, Schildhaus HU, Jackisch C, Rüschoff J. Neue Therapiemöglichkeiten beim metastasierten HER2-low-Mammakarzinom: Konsequenzen für die histopathologische Diagnostik. Pathologie (Heidelberg, Germany). 2022;43(6):457–466. doi:10.1007/s00292-022-01124-x.

15. Schettini F, Chic N, Brasó-Maristany F, et al. Clinical, pathological, and PAM50 gene expression features of HER2-low breast cancer. NPJ Breast Cancer 2021;7(1):1. doi: 10.1038/s41523-020-00208-2.

16. Modi S, Jacot W, Yamashita T, et al. Trastuzumab Deruxtecan in Previously Treated HER2-Low Advanced

Breast Cancer. The New England journal of medicine. 2022;387(1):9–20. doi:10.1056/NEJMoa2203690.

17. Lin NU, Murthy RK, Abramson V, Anders C, Bachelot T, Bedard PL, et al. Tucatinib vs Placebo, Both in Combination With Trastuzumab and Capecitabine, for Previously Treated ERBB2 (HER2)-Positive Metastatic Breast Cancer in Patients With Brain Metastases: Updated Exploratory Analysis of the HER2CLIMB Randomized Clinical Trial. JAMA Oncol. 2023;9(2):197-205. doi: 10.1001/jamaoncol.2022.5610

18. Pérez-García JM, Vaz Batista M, Cortez P, et al. Trastuzumab deruxtecan in patients with central nervous system involvement from HER2-positive breast cancer: The DEBBRAH trial. Neuro-oncology. 2023;25(1): 157–166. doi:10.1093/neuonc/noac144.

19. Bartsch R, Berghoff AS, Furtner J, et al. Trastuzumab deruxtecan in HER2-positive breast cancer with brain metastases: a single-arm, phase 2 trial. Nature medicine. 2022;28(9):1840–1847. doi:10.1038/s41591-022-01935-8.

20. Hurvitz SA, Modi S, Li W, Park YH, Chung W, Kim S, et al. ESMO 2023. 377O - A pooled analysis of trastuzumabderuxtecan (T-DXd) in patients (pts) with HER2-positive (HER2+) metastatic breast cancer (mBC) with brain metastases (BMs) from DESTINY-Breast (DB) - 01, -02, and -03. Annals of Oncology. 2023;34(suppl_2): S334-S390. doi:10.1016/S0923-7534(23)01260-7.

21. Lin NU, Ciruelos E, Jerusalem G, Müller V, Niikura N, Viale G, et al. 335TiP Open-label, multinational, multicenter, phase IIIb/IV study of trastuzumabderuxtecan (T-DXd) in patients with or without baseline brain metastasis with previously treated advanced/metastatic human epidermal growth factor receptor 2–positive breast cancer (HER2+ BC): DESTINY-Breast12 Annals of Oncology. 2021;32:S512-S513. doi: 10.1016/j.annonc.2021.08.618.

22. Harbeck N, Ciruelos E, Jerusalem G, Müller V, Niikura N, Viale G, et al.; DESTINY-Breast12 study group. Trastuzumab deruxtecan in HER2-positive advanced breast cancer with or without brain metastases: a phase 3b/4 trial. Nat Med. 2024;30(12):3717-3727. doi: 10.1038/s41591-024-03261-7.

23. Curigliano G, Hu X, Dent RA, Yonemori K, Barrios CH, O'Shaughnessy J, et al. Trastuzumab deruxtecan (T-DXd) vs physician's choice of chemotherapy (TPC) in patients (pts) with hormone receptor-positive (HR+), human epidermal growth factor receptor 2 (HER2)-low or HER2-ultralow metastatic breast cancer (mBC) with prior endocrine therapy (ET): Primary results from DESTINY-Breast06 (DB-06). J Clin Oncol. 2024;42(17_suppl). doi.org/10.1200/JCO.2024.42.17_suppl.LBA100

24. Powell CA, Modi S, Iwata H, et al. Pooled analysis of drug-related interstitial lung disease and/or pneumonitis in nine trastuzumab deruxtecan monotherapy studies. ESMO open. 2022;7(4):100554. doi:10.1016/j.esmoop.2022.100554.

25. Rugo HS, Bianchini G, Cortes J, Henning J, Untch M. Optimizing treatment management of trastuzumabderuxtecan in clinical practice of breast cancer. ESMO Open. 2022;7(4):100553. doi: 10.1016/j.esmoop.2022.100553

26. Swain SM, Nishino M, Lancaster LH, Li BT, Nicholson AG, Bartholmai BJ, et al. Multidisciplinary clinical guidance on trastuzumabderuxtecan (T-DXd)-related interstitial lung disease/pneumonitis-Focus on proactive monitoring, diagnosis, and management: Cancer Treat Rev. 2022;106:102378. doi: 10.1016/j.ctrv.2022.102378

27. Banerji U, van Herpen CML, Saura C, et al. Trastuzumab duocarmazine in locally advanced and metastatic solid tumours and HER2-expressing breast cancer: a phase 1 dose-escalation and dose-expansion study. The Lancet Oncology. 2019;20(8):1124–1135. doi:10.1016/S1470-2045(19)30328-6.

28. Xu Z, Guo D, Jiang Z, et al. Novel HER2-Targeting Antibody-Drug Conjugates of Trastuzumab Beyond T-DM1 in Breast Cancer: Trastuzumab Deruxtecan (DS-8201a) and (Vic-)Trastuzumab Duocarmazine (SYD985). European journal of medicinal chemistry. 2019;183:111682. doi:10.1016/j.ejmech.2019.111682.

29. Aftimos PG, Turner N, O'Shaughnessy J, et al. 386MO Trastuzumab duocarmazine versus physician's choice therapy in pre-treated HER2-positive metastatic breast cancer: Final results of the phase III TULIP trial. Annals of Oncology. 2023;34:S340-S341. doi:10.1016/j.annonc.2023.09.563.

3.2. Anti-TROP-2 ADCs

TROP-2 wurde vor über 40 Jahren als Oberflächenmarker von Trophoblasten beschrieben [1]. In den folgenden Jahren zeigte sich, dass eine Expression des gleichen Glykoproteins in mehreren Tumoren unter verschiedenen Namen beschrieben worden war (z.B. tumor-associated calcium signal transducer 2, TACSTD2; membrane component chromosome 1 surface marker 1, M1S1; gastrointestinal antigen 733-1, GA733-1; epithelial glycoprotein 1, EGP-1) [2]. Fortan wurde dann der bei der Erstbeschreibung verwendete Name, TROP-2, genutzt und das Gen, welches das Glykoprotein kodiert ist unter dem Namen *TACSTD2* bekannt. TROP-2 wird in vielen epithelialen Tumoren exprimiert, darunter Mammakarzinome, gynäkologische Karzinome sowie gastrointestinale Tumore, Blasen-, Prostata- und Plattenepithelkarzinome [3]. Eine Überexpression von TROP-2 führt zur Stimulation des Tumorwachstums und der Metastasierung [4, 5]. Beim Mammakarzinom findet sich bei den meisten Patientinnen eine starke bis moderate Expression von TROP-2, nur in seltenen Fällen lässt sich mittels Immunhistologie keine TROP-2-Expression nachweisen [6, 7]. Die Überexpression von TROP-2 korreliert beim Mammakarzinom mit einer ungünstigen Prognose [8]. In einer Meta-Analyse von 15 Studien mit soliden Tumoren war eine Überexpression von TROP-2 ebenfalls mit einem schlechteren Gesamtüberleben assoziiert (gepoolte Hazard Ratio = 1,9; 95 %CI 1,6-2,25) [3]. Vor diesem Hintergrund wurde TROP-2 bald als geeignetes Target für ADCs ausgemacht.

3.2.1. Sacituzumab Govitecan

Sacituzumab Govitecan (SG [Trodelvy®]) besteht aus dem humanisierten, monoklonalen Antikörper hRS7, an den über den pH-abhängigen, hydrolysierbaren Linker CL2A der zytotoxische Payload SN38 konjugiert ist. SN38 ist der aktive Metabolit des Topoisomerase-I-Hemmers Irinotecan. Im Durschnitt finden sich 7,6 Moleküle SN38 pro Antikörpermolekül (Drug-to-Antibody Ratio [DAR]: 7,6:1). SG bindet über den hochaffinen Antikörper hRS7 an TROP-2 auf der Zelloberfläche der Tumorzellen und wird mittels Endozytose in die Tumorzellen aufgenommen. Auf diese Weise gelangt SG in das lysosomale Kompartiment, wo die zytotoxische Fracht, SN38, durch Spaltung des Linkers freigesetzt wird und seine Wirkung in der Zelle durch Hemmung der Topoisomerase I erbringt. Parallel hierzu findet jedoch bereits nach Bindung von SG an TROP-2 auf der Zelloberfläche, begünstigt durch den niedrigen pH im Tumor, eine zeitabhängige Hydrolyse des Linkers und Freisetzung von SN38 in das Tumormikromillieu statt, was die als Bystander-Effekt bezeichnete Wirkung auf benachbarte Tumorzellen (unabhängig von deren TROP-2-Expression) bedingt. Präklinisch konnte die Bedeutung des so vermittelten Bystander-Effektes klar nachgewiesen werden. So ist SG im Vergleich zu einem ADC mit gleichem Antikörper und Payload, jedoch einem deutlich stabileren Linker (CL2E), der deutlich geringere extrazelluläre Freisetzung ermöglicht, in einem Pankreaskarzinom-Xenograft-Modell deutlich wirksamer [9]. Die Bedeutung des Bystander-Effektes ist klinisch schwer zu beweisen. Präklinisch zeigt sich jedoch in Kokulturexperimenten mit verschiedenen Endometriumkarzinomzelllinien, die viel bzw. vernachlässigbar wenig TROP-2 exprimieren, dass auch die TROP-2-negativen Zellen getötet werden, allerdings nur in Anwesenheit der TROP-2-exprimierenden Zellen, was ein indirekter Hinweis für die Bedeutung des Bystander-Effektes ist [10].

3.2.1.1. Frühe klinische Entwicklung von Sacituzumab Govitecan

Zunächst wurden im Rahmen einer Dosiseskalationsstudie (NCT01631552) verschiedene Dosierungen von SG von 8, 10, 12 bis 18 mg/kg KG jeweils an Tag 1 und 8 in einem 3-wöchigen Schema bei Patientin mir verschiedenen epithelialen Tumoren untersucht. Die meisten Patienten erhielten als Prämedikation Paracetamol, Antihistaminika und Dexamethason zur Verhinderung allergischer Reaktionen. Eine prophylaktische Antiemese sowie Diarrhö-Prophylaxe waren jedoch nicht erlaubt. Die maximal tolerierte Dosis waren 12 mg/kg, wobei Neutropenie die dosislimitierende Toxizität darstellte [11]. Allerdings waren Zyklusverschiebungen und Dosisreduktionen häufig, sodass im Folgenden 8 und 10 mg/kg im Rahmen einer Phase-II-Dosisexpansions-Studie weiter untersucht wurden. Zusammen mit den Patienten aus der Dosiseskalation wurden so insgesamt 178 Patienten mit 8 bzw. 10 mg/kg (Tag 1, 8 q3w) behandelt. Es fand sich kein Unterschied im Hinblick auf die Sicherheit oder die Therapiedauer, jedoch war die Ansprechrate (ORR) und die klinische Benefit-Rate (CBR) mit der höheren Dosis von 10 mg/kg besser, sodass diese Dosis für die weitere Untersuchung in unterschiedlichen Indikationen ausgesucht wurde.

Im Rahmen dieser Phase I/II wurde auch die Pharmakokinetik von SG untersucht. Dabei zeigte sich, dass mehr als 96 % des SN38 im Serum an den Antikörper gebunden war, also nur ein sehr geringer Teil als freies SN38 vorlag. Die Halbwertszeit von SG betrug ca. 11-14 Stunden, was der Freisetzung von SN38 vom Konjugat entspricht. Eine gegen den Antikörper hRS7 oder SN38 gerichtete Immunantwort wurde auch nach etlichen Zyklen nicht beobachtet. SN38 wird bekannter Weise in der Leber durch Glucuronidierung durch Uridine Diphosphat-Glucuronosyl Transferase 1A1 (*UGT1A1*) verstoffwechselt.

IMMU-132-01: Phase I/II Basket-Studie bei metastasierten soliden Tumoren

Die einarmige Phase I/II multizentrische Basket-Studie IMMU-132-01 (NCT01631552) schloss Patienten mit verschiedenen soliden Tumoren, inklusive triple-negativer und HR+/HER2- refraktärer Mammakarzinome, ein.

Im Phase-II-Teil der Studie wurden die Patientinnen mit 10 mg/kg (Tag 1, 8 q3w) bis zum Progress oder dem Auftreten intolerabler Nebenwirkungen behandelt. Insgesamt wurden 108 Patientinnen mir metastasiertem triple-negativem Mammakarzinom eingeschlossen. Die Patientinnen waren stark vorbehandelt mit im Median 3 vorherigen Therapielinien (2-10). Fast alle Patientinnen waren mit Taxan und Anthrazyklin vorbehandelt, 68,5 % hatten zuvor auch eine Platin-haltige Therapie und 16,7 % einen Checkpoint-Inhibitor erhalten. Im Durchschnitt erhielten die Patientinnen 9,6 Zyklen Therapie (5,1 Monate). Die Ansprechrate lag bei 33,3 % mit 2,8 % Komplettremissionen. Die mediane Zeit bis zum Ansprechen war mit 2,0 Monaten kurz bei einer medianen Dauer des Ansprechens von 7,7 Monaten. Das mediane progressionsfreie Überleben (PFS) betrug 5,5 Monate und das Gesamtüberleben (OS) 13,0 Monate [7, 12]. Das Nebenwirkungsprofil war insgesamt handhabbar.

Bei 85 % der Patientinnen traten Grad 3/4 Nebenwirkungen auf. Diese waren hauptsächlich Neutropenie (42 %), Leukopenie (12 %), Anämie (11 %) und Diarrhoe (8 %). Eine febrile Neutropenie wurde bei 9 % der Patientinnen beobachtet. Eine Dosisreduktion war bei 34 % der Patientinnen erforderlich – hauptsächlich aufgrund von Neutropenien. Auf der Basis einer früheren Auswertung von 69 Patientinnen aus der Studie wurde SG von der amerikanischen Food and Drug Administration (FDA) als „Break-through“-Therapie benannt.

Abbildung 3.17 zeigt das Ansprechen der Patientinnen mit mTNBC. Tabelle 3.10 fasst die Wirksamkeit von SG bei verschiedenen soliden Tumoren im Rahmen der IMMU-132-01 Basket-Studie zusammen.

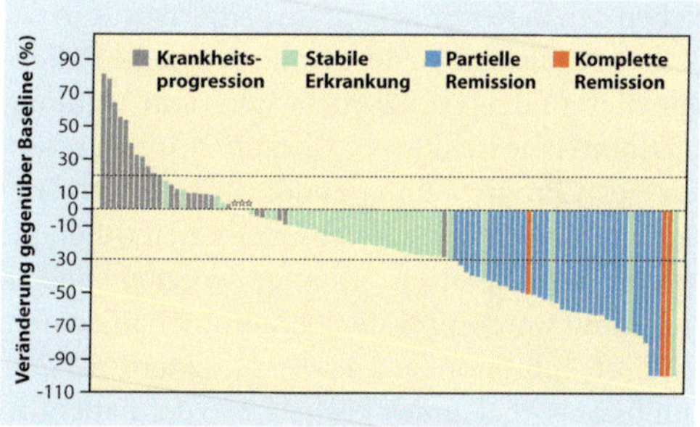

Abb. 3.17a: Wasserfalldiagramm der Veränderung der Tumorgröße bei Patientinnen mit metastasiertem triple-negativem Mammakarzinom im Rahmen der IMMU-132-01-Studie.

Kohorte	ITT	ORR (%, 95 % KI)	CBR (%, 95 % KI)	mPFS (Monate, 95 % KI)	mOS (Monate, 95 % KI)
Triple-negatives Mammakarzinom [7, 12, 13]	108	33,3 (24,6-43,1)	45,4 (35,8-55,2)	5,6 (4,8-6,6)	13 (11,2-14,0)
HR+/HER2- Mammakarzinom [13, 14]	54	31,5 (19,5-45,6)	44,4 (30,9-58,6)	5,5 (3,6-7,6)	12 (9,0-18,2)
Nicht-kleinzelliges Bronchialkarzinom [13, 15, 16]	54	16,7 (7,9-29,3)	24,1 (13,5-37,6)	4,4 (2,5-5,4)	7,3 (5,6-14,6)
Kleinzelliges Bronchialkarzinom [13]	62	17,7 (9,2-29,5)	24,2 (14,2-36,7)	3,7 (2,4-4,8)	7,1 (5,6-8,1)
Ösophaguskarzinom [13]	19	5,3 (0,1-26,0)	21,1 (6,1-45,6)	3,4 (1,9-6,0)	7,2 (4,9-14,7)
Kolorektales Karzinom [13]	31	3,2 (0,1-16,7)	19,4 (7,5-37,5)	3,9 (1,9-5,6)	14,2 (6,8-19,1)
Pankreaskarzinom [13]	16	0 (0-20,6)	0 (0-20,6)	2,0 (1,1-3,5)	4,5 (2,9-7,0)
Urothelkarzinom [13]	45	28,9 (16,4-44,3)	44,4 (29,6-60,0)	6,8 (3,6-9,7)	16,8 (9,0-21,9)
Endometriumkarzinom [13]	18	22,2 (6,4-47,6)	44,4 (21,5-69,2)	3,2 (1,9-9,4)	11,9 (4,7-nr)
Prostatakarzinom [13, 14]	11	9,1 (0,2-41,3)	27,3 (6,0-61,0)	KA	KA

Tab. 3.10: Übersicht über die Effektivität von SG bei verschiedenen soliden Tumoren (ITT, Intention to Treat; ORR, objektive Ansprechrate; CBR, klinische Benefit-Rate; mPFS, medianes progressionsfreies Überleben; mOS, medianes Gesamtüberleben; KI, Konfidenzintervall); KA, keine Angabe aufgrund kleiner Fallzahl.

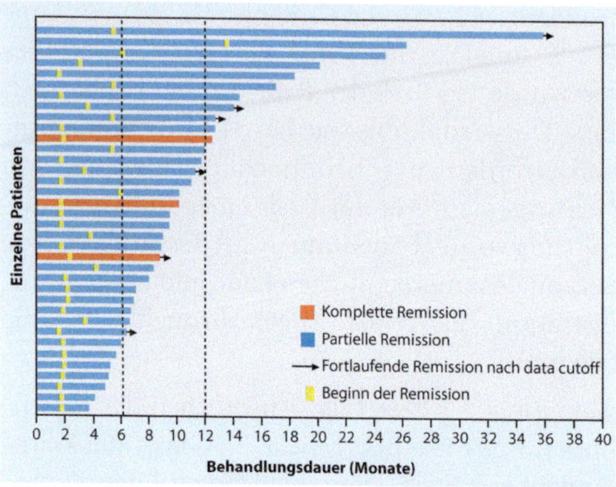

Abb. 3.17b: Swimlane-Diagramm der Therapiedauer der Patientinnen mit mTNBC, die angesprochen haben im Rahmen der IMMU-132-01-Studie.

Neben den Patientinnen mit mTNBC wurde in der Basket-Studie eine weitere Kohorte von 54 Patientinnen mit HR+/HER2- metastasiertem Mammakarzinom eingeschlossen. Die Patientinnen mussten einen Progress unter endokrin-basierter Therapie gehabt und mindestens eine Chemotherapie in der metastasierten Situation erhalten haben. Insgesamt waren 59 % der Patientinnen mit einem CDK4/6-Inhibitor und 44 % mit einem mTOR-Inhibitor vorbehandelt [14]. 31,5 % der Patientinnen zeigten ein objektives Ansprechen bei einer klinischen Benefitrate (CBR) von 44.4 % und einer medianen Dauer des Ansprechens von 8,7 Monaten. Das mediane PFS betrug 5,5 Monate und das OS 12 Monate. Das Ansprechen (☞ Abb. 3.18) war bei Patientinnen, die zuvor einen CDK4/6-Inhibitor erhalten hatten, geringer (25 %; 95 % KI 11,5-43,4) als bei Patientinnen ohne entsprechende Vortherapie (40,9 %; 95 % KI 20,7-63,6).

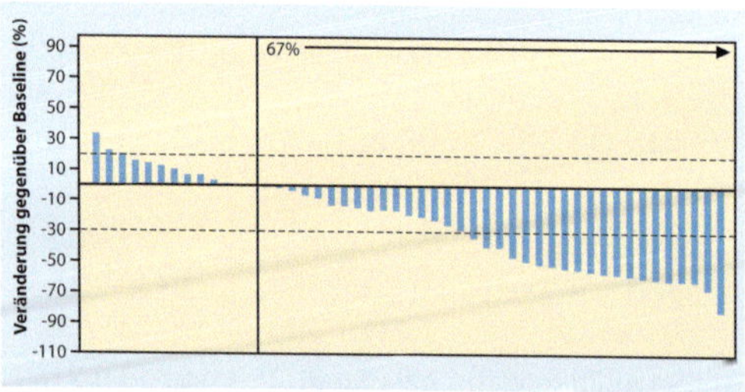

Abb. 3.18: Wasserfalldiagramm der HR+/HER2- MBC-Kohorte aus IMMU-132-02: Beste Veränderung der Summe der Durchmesser der Target-Läsionen in Prozent von der Baseline [14].

3.2.1.2. Phase-III-Studien mit Sacituzumab Govitecan beim Mammakarzinom

Aufgrund der vielversprechenden Daten der Basket-Studie bei Patientinnen mit refraktärem Mammakarzinom wurden 2 Phase-III-Studien durchgeführt. Die ASCENT-Studie beim triple-negativen metastasierten Mammakarzinom und die TROPiCS02-Studie beim HR+/HER2- metastasierten Mammakarzinom.

ASCENT: Phase-III-Studie zu Sacituzumab Govitecan (SG) beim metastasierten TNBC

Die ASCENT-Studie schloss Patientinnen mit metastasiertem triple-negativem Mammakarzinom ein, die zuvor bereits mindestens 2 Linien Chemotherapie für die metastasierte Situation erhalten hatten. Bei Patientinnen, die innerhalb von 12 Monaten nach Beendigung der adjuvanten Chemotherapie einen Progress erlitten, war eine vorherigen Chemotherapie in der metastasierten Situation ausreichend. Eine Begrenzung der Anzahl an Vortherapien bestand nicht. Triple-negativ war in der Studie als ER- und PR-Expression von < 1 % der Tumorzellen in der IHC definiert. Hierfür diente die Immunhistochemie der letzten verfügbaren Tumorprobe. Initial konnten Patientinnen auch Hormonrezeptor-positiv gewesen sein. Eine Vorauswahl der Patientinnen anhand einer TROP-2-Expression fand nicht statt. Die Patientinnen wurden im Verhältnis 1:1 zu entweder SG (10 mg/kg i.v., Tag 1, 8 q3w) oder einer Monochemotherapie randomisiert, welche der Prüfarzt vor der Randomisierung festlegen musste und die aus Eribulin, Capecitabin, Vinorelbin oder Gemcitabin bestehen konnte. Stratifiziert wurde nach der Anzahl der vorherigen Chemotherapien (2-3 vs >3), der geographischen Region (Nordamerika vs EU) und dem Vorhandensein von Hirnmetastasen. Patientinnen mit Hirnmetastasen, die mindestens 4 Wochen vor Randomisierung stabil waren, durften eingeschlossen werden. Der primäre Studienendpunkt war das PFS, bestimmt mittels unabhängiger, zentraler und verblindeter Analyse (BICR) in der Population ohne Hirnmetastasen. Das PFS in der gesamten Population, das Gesamtüberleben, die Ansprechrate und Dauer des Ansprechens sowie die Sicherheit und Verträglichkeit waren sekundäre Endpunkte.

Die Studie wurde auf Empfehlung des Independent Data Monitoring Komitees (IDMC) aufgrund der überragenden Wirksamkeit von SG vorzeitig beendet.

Bei den eingeschlossenen Patientinnen handelt es sich um ein sehr stark vorbehandeltes Patientenkollektiv. Im Median hatten die Patientinnen zuvor 3 Therapielinien für die metastasierte Situation erhalten, 27 % hatten eine vorherige Immuntherapie und 8 % einen PARP-Inhibitor, wobei auch 8 % eine bekannte BRCA-Mutation aufwiesen. Nach der strengen TNBC-Definition waren ca. 30 % bei Erstdiagnose nicht triple-negativ.

Im Kontrollarm der Studie erhielten 126 Patientinnen Eribulin, 47 Vinorelbin, 31 Capecitabin und 29 Gemcitabin als Studientherapie.

Sacituzumab Govitecan verbesserte statistisch signifikant den primären Endpunkt, das PFS bei Patientinnen ohne Hirnmetastasen mit einer 59 %igen Risikoreduktion für einen Progress oder Tod mit einer Verlängerung des medianen progressionsfreien Überlebens von 1,7 auf 5,6 Monate (HR 0,41, 95 % KI 0,32-0,52; p<0,0001; ☞ Abb. 3,19A) [17]. Der PFS-Vorteil zeigte sich gleichermaßen in allen Subgruppen und war unabhängig vom PD-L1-Status und davon, ob bereits bei Erstdiagnose ein triple-negatives Karzinom vorlag (☞ Abb. 3.20).

Darüber hinaus war auch das Gesamtüberleben mit 12,1 im Vergleich zu 6,7 Monaten im Sacituzumab-Arm statistisch und klinisch signifikant verlängert (HR 0,48; 95 % KI 0,38-0,59; p<0,0001; ☞ Abb. 3.19B). Die Ansprechrate lag im SG-Arm mit 35 % 7-fach höher als im Kontrollarm mit 5 % [17].

Die Daten der gesamten Population, also einschließlich der Patientinnen mit stabilen Hirnmetastasen (n=61), waren vergleichbar mit den Daten der Population für den primären Endpunkt [17].

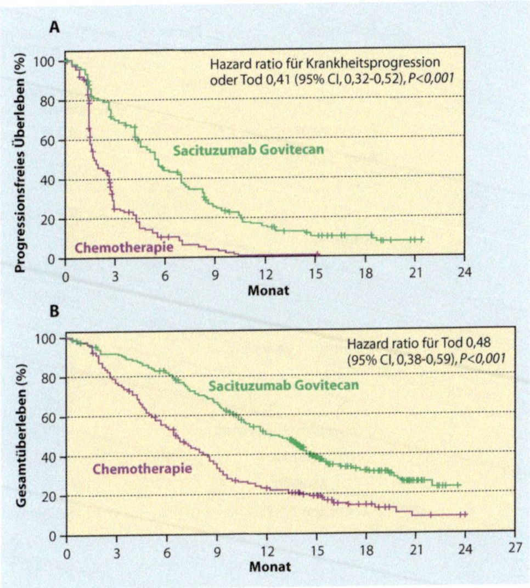

Abb. 3.19: Überleben der Patientinnen ohne Hirnmetastasen (primärer Endpunkt) in der ASCENT-Studie. **A:** Progressionsfreies Überleben, **B:** Gesamtüberleben [17].

In einer explorativen Analyse zeigte sich auch, dass SG im Vergleich gegen jedes einzelne im Kontrollarm eingesetzte Chemotherapeutikum positiv abschnitt [18]. Auch Patientinnen, die die Therapie in der Studie als Zweitlinientherapie erhielten (schneller Progress nach Adjuvanz) und welche bei Erstdiagnose kein triple-negatives Karzinom hatten, hatten den gleichen Benefit durch SG im Vergleich zur Kontrolltherapie [19, 20].

Bei Studieneinschluss fand, wie auch in der Basket-Studie, keine Selektion auf Basis der TROP-2-Expression statt, da diese bei der überwiegenden Mehrheit der Patientinnen mit TNBC ohnehin beobachtet wird und keine sinnvolle Rationale bestand, anhand der vorhandenen Daten einen validen Schwellenwert festzulegen.

Von daher war die retrospektive Analyse der TROP-2-Expression und einer möglichen Korrelation mit dem Benefit durch SG essenziell. In der finalen Analyse wurden hierfür die Patientinnen nach TROP-2 in Quartile eingeteilt und der PFS- und OS-Vorteil in den 4 Gruppen nach TROP-2-Expression untersucht. SG verbesserte in allen 4 Gruppen, also auch der Gruppe mit der geringsten TROP-2-Expression, das progressionsfreie Überleben [21] (☞ Abb. 3.21). Die Effektivität von SG war in ASCENT auch nicht vom BRCA-Status abhängig [6].

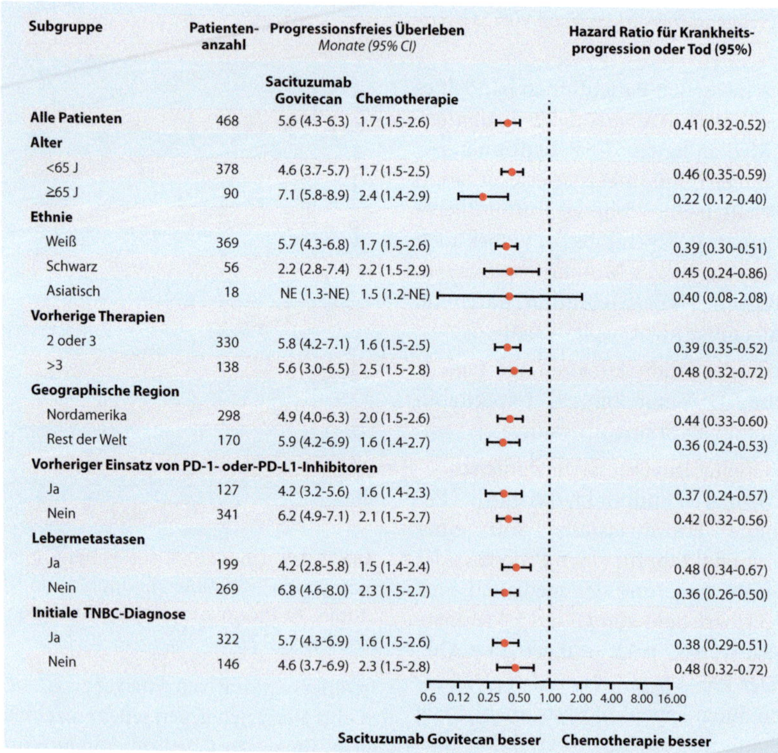

Abb. 3.20: Subgruppenanalyse des Progressionsfreien Überlebens in ASCENT [17].

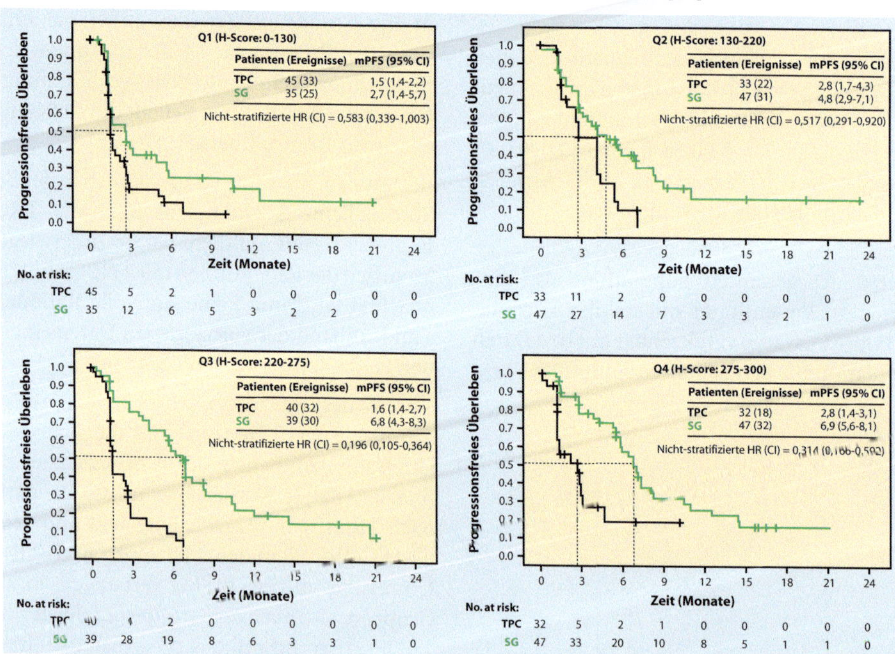

Abb. 3.21: Progressionsfreies Überleben in Abhängigkeit von der TROP-2-Expression, geteilt nach den Quartilen und getrennt nach Studienarm in der ASCENT-Studie. H-Score: Produkt aus Anzahl der in der IHC angefärbten Zellen und der Färbeintensität (0, 1, 2, 3) [21].

Vor dem Hintergrund der Daten zu Trastuzumab Deruxtecan, die den sogenannten HER2-low-Status in den Fokus gebracht haben, wurde in einer retrospektiven Analyse auch der Einfluss des HER2-low-Status (basierend auf der lokalen Auswertung) untersucht, wobei sich kein Unterschied in der Wirksamkeit von SG in Abhängigkeit des HER2-IHC-Status beobachten ließ [21].

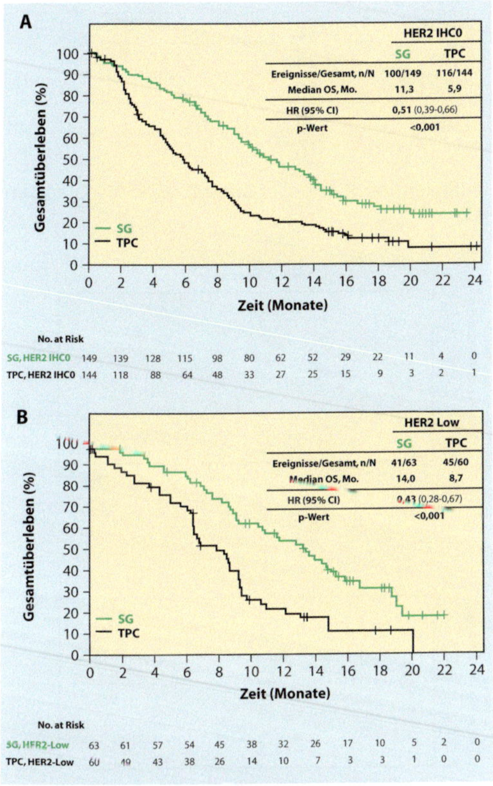

Abb. 3.22: Gesamtüberleben in der ASCENT-Studie nach HER2-IHC-Status bei Patientinnen mit HER2-Score von 0 nach lokaler Auswertung **(A)** und bei Patientinnen mit HER2-low-Karzinomen **(B)** [21].

Die häufigsten therapiebedingten Nebenwirkungen aller Grade unter SG im Vergleich zur Chemotherapie waren Neutropenien (63 % vs 43 %), Diarrhö (59 % vs 12 %), Übelkeit (57 % vs 26 %), Alopezie (46 % vs 16 %) Fatigue (45 % vs 30 %) und Anämie (34 % vs 24 %) (☞ Tab. 3.11).

Die häufigsten therapiebedingten Nebenwirkungen ≥ Grad 3 waren Neutropenie (51 % vs 33 %), Leukopenie (10 % vs 5 %), Diarrhö (10 % vs <1 %), Anämie (8 % vs 5 %) und die febrile Neutropenie (6 % vs 2 %). Eine Pneumonitis/ILD wurde bei einer einzigen Patientin unter SG beobachtet.

Dosisreduktionen aufgrund von therapiebedingten Nebenwirkungen waren bei 22 % der Patientinnen im SG-Arm und 26 % im Kontrollarm erforderlich. Bei 4,7 % bzw. 5,4 % der Patientinnen musste die Studientherapie aufgrund von Nebenwirkungen abgebrochen werden [17]. G-CSF wurde bei 49 % im SG-Arm und bei 23 % im Kontrollarm eingesetzt, wobei eine primäre G-CSF-Prophylaxe im Protokoll nicht empfohlen wurde. Dosisreduktionen bzw. -unterbrechungen von Sacituzumab Govitecan führten in ASCENT nicht zu einer eingeschränkten Wirksamkeit. Numerisch waren die Ansprechraten und das PFS bei Patientinnen mit Dosisreduktion sogar höher bzw. länger. Das kann jedoch auch an einer Selektion liegen, da Patientinnen, die ein längeres PFS haben, auch länger dem Risiko bzw. der Wahrscheinlichkeit für eine Dosisreduktion ausgesetzt sind [22].

In der ASCENT Studie wurde mittels des EORTC-QLQ-C30-Fragebogens auch die Lebensqualität vor und zu jedem Therapiezyklus erfasst. Es zeigte sich in den Analysen in 4 der 5 Domänen, die anfänglich als von besonderem Interesse definiert wurden, eine signifikante Verlängerung der Zeit bis zu einer klinisch signifikanten Verschlechterung der Lebensqualität in dieser Domäne. Hierzu zählten Physical Functioning (HR: 0,61; 95 % KI 0,49-0,75, p<0,0001), Role Functioning (HR: 0,70; 95 % KI 0,56-0,86, p<0,0007), Fatigue (HR: 0,82; 95 % KI 0,66-0,99, p<0,05) und Schmerz (HR: 0,60; 95 % KI 0,48-0,74, p<0,0001) (☞ Abb. 3.23). In diesen Skalen zeigte sich SG im Hinblick auf die Veränderungen von der Baseline ebenfalls dem Kontrollarm überlegen. Die Zeit bis zur Verschlechterung des Global Health Status (GHS)/QoL wurde durch SG nicht signifikant verlängert. In all diesen 5 Domänen, inkl. GHS, zeigte sich SG im Hinblick auf die Veränderungen von der Baseline ebenfalls dem Kontrollarm überlegen. Alleine in den Symptomskalen für Übelkeit & Erbrechen sowie Diarrhoe war SG dem Kontrollarm unterlegen. Insgesamt war SG mit einer deutlicheren Verbesserung und einer verzögerten Verschlechterung der Lebensqualität im Vergleich zur Chemotherapie verbunden [23]. Diese Daten sind vor dem Hintergrund, dass SG das Gesamtüberleben klinisch relevant und signifikant verlängert,

		Sacituzumab Govitecan (n=258)			Chemotherapie nach Wahl des Prüfarztes (n=224)		
Therapiebedingte Nebenwirkungen		Alle Grade, %	Grad 3, %	Grad 4, %	Alle Grade, %	Grad 3, %	Grad 4, %
Alle		98	45	19	86	32	15
Hämato-logisch	Neutropenie	63	34	17	43	27	13
	Anämie	34	8	0	24	5	0
	Leukopenie	16	10	1	11	5	1
	Febrile Neutropenie	6	5	1	2	2	<1
Gastro-intestinal	Diarrhö	59	10	0	12	<1	0
	Übelkeit	57	2	<1	26	<1	0
	Erbrechen	29	1	<1	10	<1	0
Andere	Fatigue	45	3	0	30	5	0
	Alopezie	46	0	0	16	0	0

Tab. 3.11: Therapiebedingte Nebenwirkungen mit einer Häufigkeit von > 20 % aller Grade bzw. >5 % ≥ Grad 3 im Rahmen der ASCENT-Studie.

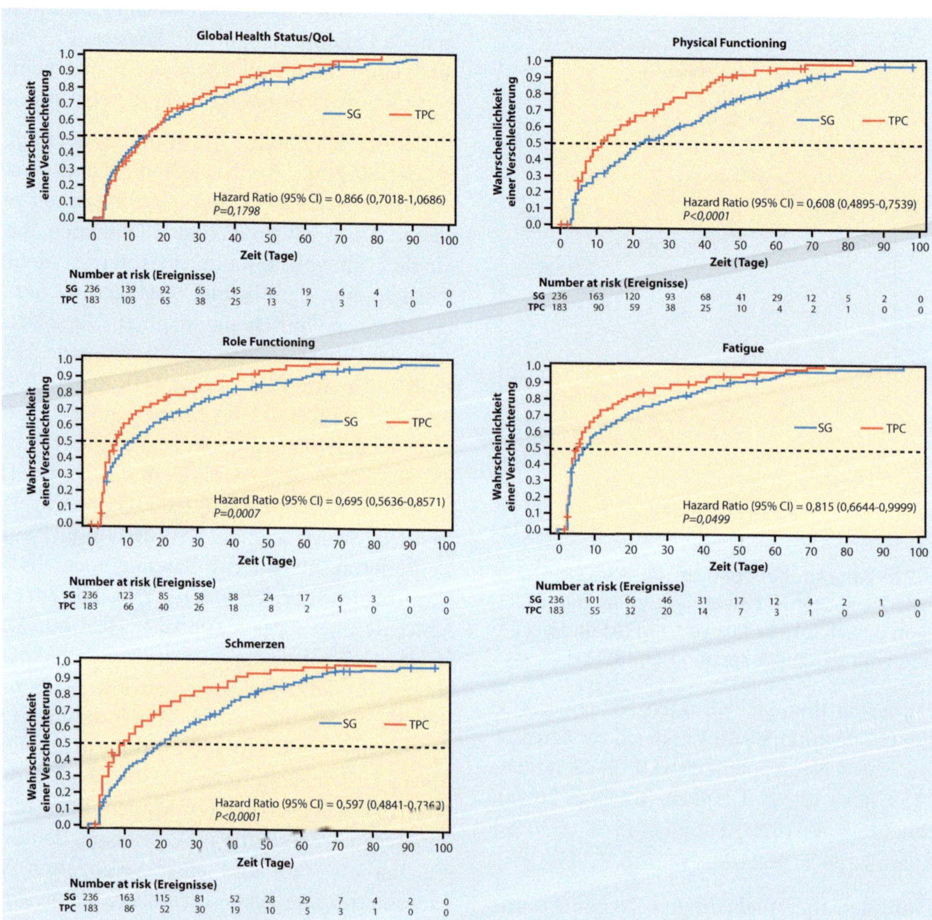

Abb. 3.23: Zeit bis zur klinisch signifikanten Verschlechterung der primären HRQoL-Domänen. SG: Sacituzumab Govitecan, TCP: Treatment of Physician´s choice, QoL: Quality of Life.

aber gleichzeitig auch zu einer höheren Rate an Nebenwirkungen ≥ Grad 3 führt, von großer Bedeutung und unterstreichen den insgesamt deutlich positiven therapeutischen Index von Sacituzumab Govitecan.

Sacituzumab Govitecan – Zulassung beim mTNBC:

Auf der Grundlage der Daten der ASCENT-Studien ist Sacituzumab Govitecan (Trodelvy®) in der EU und Deutschland als Monotherapie zur Behandlung von erwachsenen Patienten mit nicht resezierbarem oder metastasiertem triple-negativem Mammakarzinom zugelassen, die zuvor zwei oder mehr systemische Therapien erhalten haben, darunter mindestens eine gegen die fortgeschrittene Erkrankung (Stand der Information Juli 2023).

Die Zulassung beim HR+/HER2- metastasierten Mammakarzinom wird am Ende des folgenden Kapitels erläutert.

Internationale und nationale Leitlinien empfehlen die Therapie mit SG als Goldstandard in der Zweitlinientherapie [24] (☞ Abb. 3.24).

TROPiCS02: Phase-III-Studie zu Sacituzumab Govitecan beim metastasierten HR+/HER2- Mammakarzinom

Vor dem Hintergrund der vielversprechenden Daten zu SG beim endokrin-refraktären HR+/HER2-metastasierten Mammakarzinom aus der Basket-Studie IMMU-132-01 (NCT01631552) und dem dringenden Bedarf besserer Therapieoptionen bei Patientinnen HR+/HER2- metastasiertem Mammakarzinom nach Versagen eines CDK4/6-Inhibitors wurde Sacituzumab Govitecan im Rahmen der Phase-III-TROPiCS02-Studie untersucht.

Die TROPiCS02-Studie schloss Patientinnen mit HR+/HER2- metastasiertem oder inoperablem Mammakarzinom ein, die alle mit einer endokrinen Therapie und einem CDK4/6-Inhibitor vorbehandelt sein mussten und die mindestens zwei, aber nicht mehr als vier Linien Chemotherapie für die metastasierte Erkrankung erhalten hatten. Die Patientinnen mussten auch zuvor ein Taxan erhalten haben und eine messbare Läsion gemäß RECIST 1.1 aufweisen.

Die Patientinnen wurden dann im Verhältnis 1:1 zu SG oder einer Chemotherapie nach Wahl des

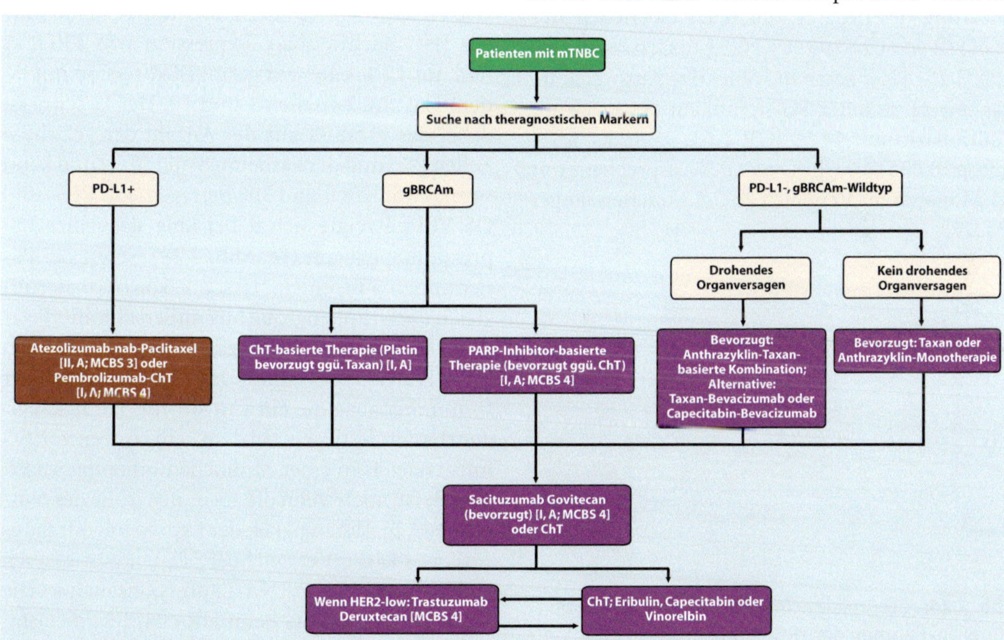

Abb. 3.24: Die Rolle von Sacituzumab Govitecan in der Therapie des metastasierten bzw. fortgeschrittenen triple-negativen Mammakarzinoms in der aktuellen ESMO Metastastic Breast Cancer Living Guideline (Stand: Mai 2023) [24].

Prüfarztes (Capecitabin, Eribulin, Vinorelbin oder Gemcitabin) randomisiert. Die Anzahl der vorherigen Chemotherapielinien (2 vs 3/4), die Dauer der endokrinen Therapie in der metastasierten Situation (> 6 Monate oder < 6 Monate) und das Vorliegen viszeraler Metastasen waren Stratifikationsfaktoren. Der primäre Studienendpunkt war das PFS nach verblindeter, zentraler Beurteilung (BICR), sekundäre Endpunkte waren das Gesamtüberleben, die objektive Ansprechrate, die Dauer des Ansprechens, die Sicherheit und die sogenannten PROs (Patient Reported Outcomes) [25].

Insgesamt wurden 543 Patientinnen randomisiert. Die mediane Zeit von der Diagnose der Metastasierung bis zur Randomisierung betrug knapp 4 Jahre, 95 % hatte viszerale Metastasen und 85 % Lebermetastasen. Alle Patientinnen hatte eine CDK4/6-Inhibitor-Vortherapie und im median 3 vorherige Linien Chemotherapie für die metastasierte Situation und 66 % darüber hinaus auch noch eine (neo)adjuvante Chemotherapie. Es handelte sich um ein überaus stark vorbehandeltes und therapierefraktäres Patientenkollektiv.

Sacituzumab Govitecan führte im Vergleich zur Monochemotherapie zu einer signifikanten Verbesserung des progressionsfreien Überleben mit einer HR von 0,66 (95 % KI 0,53-0,83; p=0,003; ☞ Abb. 3.25) [25]. Auch die objektive Ansprechrate war mit 21 % unter SG signifikant besser als im Kontrollarm mit 14 % (OR 1,63, 95 % KI 1,03-2,56; p=0,035) und die Dauer des Ansprechens mit 8,1 Monaten im Vergleich zu 5,6 Monaten länger [25, 26].

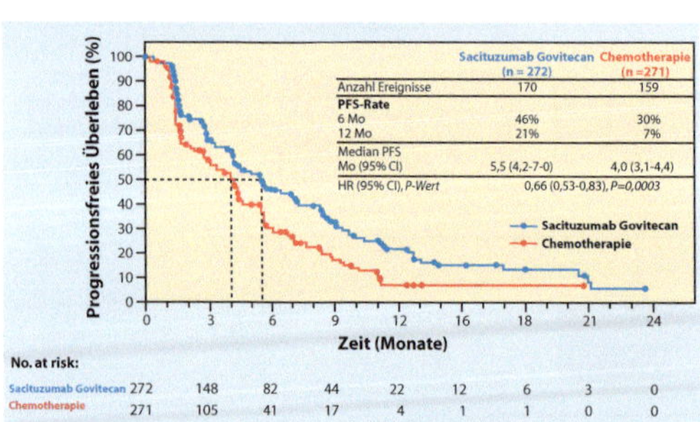

Abb. 3.25: Progressionsfreies Überleben der Patientinnen im Rahmen der TROPiCS02-Studie [25].

Das Gesamtüberleben wurde durch Sacituzumab Govitecan im Vergleich zur Chemotherapie in TROPiCS02 ebenfalls signifikant von 11,2 auf 14,4 Monate verlängert (HR 0,79; 95 % KI 0,65-0,96, p=0,02; ☞ Abb. 3.26).

Der Gesamtüberlebensvorteil zeigte sich in ähnlicher Weise in allen Subgruppen und war nicht von der Höhe der TROP-2-Expression abhängig (☞ Abb. 3.27) [26].

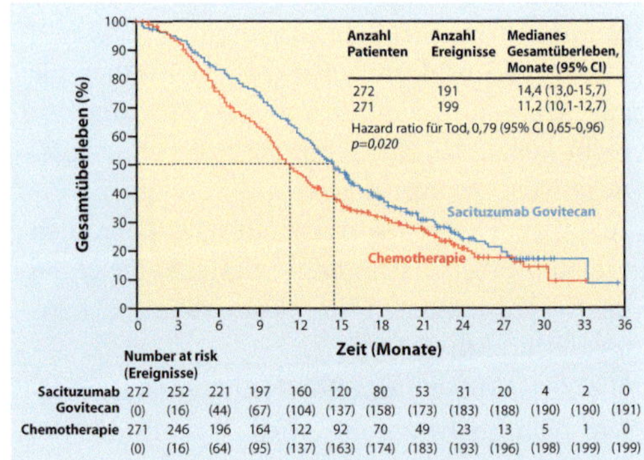

Abb. 3.26: TROPiCS02 – Gesamtüberleben [26].

Eine post-hoc-Analyse der TROPiCS02 untersuchte die Abhängigkeit des Nutzens von SG von der TROP-2-Expression noch detaillierter. Hier zeigten lediglich 5 % der Patientinnen keine mittels IHC nachweisbare Expression von TROP-2 und nur 12 % eine sehr geringe Expression mit einem H-score zwischen 1 und 10. Der H-score ist dabei das Produkt aus der Anzahl der gefärbten Zellen (%) und der Färbeintensität (0-3) und kann somit zwischen 0 und 300 betragen. Ein PFS- und OS-Vorteil zeigte sich dabei über das ganze Expressionsspektrum (☞ Abb. 3.28), selbst bei Patientinnen mit einem H-score von <10, wenngleich die Gruppengröße hier äußerst limitiert war [27]. Bislang lässt sich weder beim TNBC noch HR+/HER2-MBC zumindest mittels einfacher Immunhistochemie ein Cut-off für TROP-2 evidenzbasiert festlegen, bei dem kein Nutzen von SG im Vergleich zu einer Monochemotherapie zu erwarten ist, auch wenn die absolute Größe des Nutzens evtl. in Abhängigkeit der Expression durchaus variieren kann. Vergleichbare Daten gibt es auch auf der Basis einer mRNA-Expressionsanalyse. Die Wirksamkeit von SG beim HR+/HER2- metastasierten Mammakarzinom ist wie beim mTNBC unabhängig vom HER2-IHC-Status, d.h. der Nutzen findet sich bei Patientinnen mit HER2-low und HER2-zero Karzinomen [28].

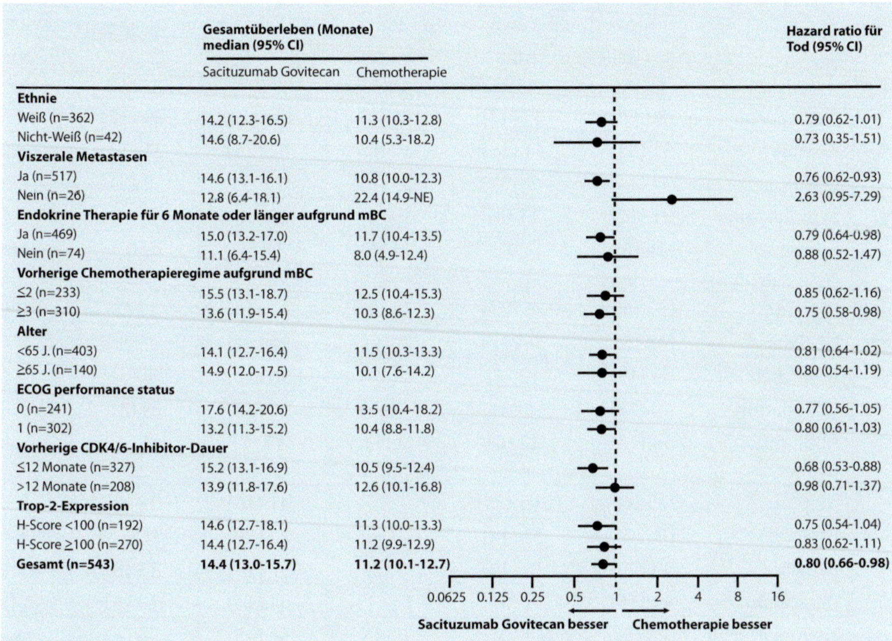

Abb. 3.27: Subgruppenanalyse des Gesamtüberlebens in der TROPiCS02-Studie.

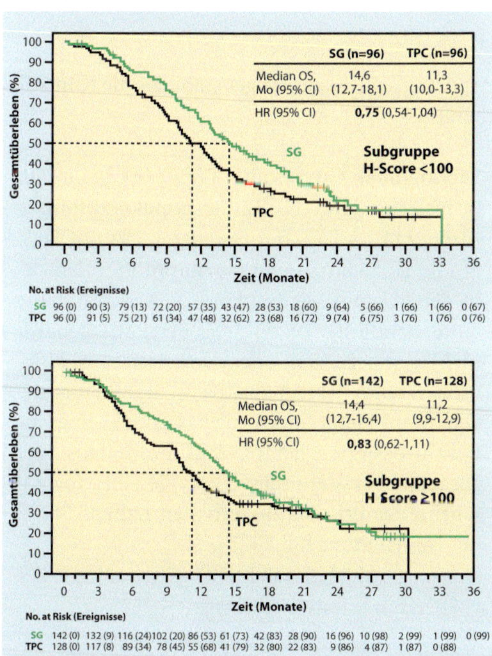

Abb. 3.28: Gesamtüberleben in TROPiCS02 stratifiziert nach TROP-2-Expression. **A:** H-score <100. **B:** H-score ≥ 100 [27].

Das Nebenwirkungsprofil von SG in der TROPiCS02-Studie entsprach den bereits bekannten Daten. Die häufigsten Nebenwirkungen (alle Grade), die bei >25 % der Patientinnen beobachtet wurden, waren bei SG im Vergleich zum Kontrollarm Neutropenie (70 % vs 54 %), Diarrhö (57 % vs 16 %), Übelkeit (55 % vs 31 %), Alopezie (46 % vs 16 %), Fatigue (37 % vs 29 %) und Anämie (34 % vs 25 %). Eine Polyneuropathie (alle Grade) wurde insgesamt häufiger im Kontrollarm beobachtet (9 %vs 15 %). Die häufigsten Nebenwirkungen mit einem Grad ≥ 3, die bei mindestens 5 % der Patientinnen berichtet wurden, waren Neutropenie (51 % vs 38 %), Leukopenie (9 % vs 5 %), Diarrhö (9 % vs 1 %), Anämie (6 % vs 3 %) und Fatigue (6 % vs 2 %) (vgl. Tab. 3.12). Insgesamt sind diese Raten absolut vergleichbar mit den in der ASCENT-Studie beobachteten Nebenwirkungsraten von SG. GCSF wurde bei 54 % der Patientinnen unter SG eingesetzt, jedoch lediglich bei 33 % im Kontrollarm.

Dosisreduktionen aufgrund von Nebenwirkungen waren in TROPiCS02 bei 33 % der Patientinnen in beiden Therapiearmen erforderlich. Bei 6 % der Patientinnen im SG-Arm und 4 % der Patientinnen im Kontrollarm musste die Therapie aufgrund von Nebenwirkungen abgebrochen werden.

Insgesamt waren schwerergradige (≥ Grad 3) Nebenwirkungen unter Therapie mit SG häufiger als

		Sacituzumab Govitecan (n=268)			Chemotherapie (n=249)		
Therapiebedingte Nebenwirkungen		Alle Grade, n (%)	Grad 2, n (%)	Grad ≥3, n (%)	Alle Grade, n (%)	Grad 2, n (%)	Grad ≥3, n (%)
Hämato-logisch	Neutropenie	188 (70)	45 (17)	136 (51)	134 (54)	29 (12)	94 (38)
	Anämie	91 (34)	44 (16)	17 (6)	62 (25)	31 (12)	8 (3)
	Leukopenie	37 (14)	7 (3)	23 (9)	23 (9)	8 (3)	13 (5)
	Lymphopenie	31 (12)	11 (4)	10 (4)	25 (10)	7 (3)	8 (3)
	Febrile Neutropenie	14 (5)	0	14 (5)	11 (4)	0	11 (4)
Gastro-intestinal	Diarrhö	152 (57)	56 (21)	25 (9)	41 (16)	12 (5)	3 (1)
	Übelkeit	148 (55)	56 (21)	3 (1)	77 (31)	23 (9)	7 (3)
	Erbrechen	50 (19)	12 (4)	1 (<1)	30 (12)	8 (3)	4 (2)
	Obstipation	49 (18)	8 (3)	0	36 (14)	8 (3)	0
	Abdominal-schmerzen	34 (13)	12 (4)	2 (1)	17 (7)	4 (2)	0
Andere	Alopezie	123 (46)	105 (39)	0	41 (16)	18 (7)	0
	Fatigue	100 (37)	37 (14)	15 (6)	73 (29)	31 (12)	6 (2)
	Asthenie	53 (20)	26 (10)	5 (2)	37 (15)	19 (8)	2 (1)
	Inappetenz	41 (15)	9 (3)	1 (<1)	34 (14)	13 (5)	1 (<1)
	Neuropathie	23 (9)	8 (3)	3 (1)	38 (15)	16 (6)	6 (2)

Tab. 3.12: Therapiebedingte Nebenwirkungen in TROPiCS02, die bei mindestens 10 % (alle Grade) der Patientinnen und mindestens 5 % als Grad ≥ 3 auftraten.

im Kontrollarm (74 % vs 60 %), so dass es wichtig ist, die Frage zu stellen, ob der Vorteil im Gesamtüberleben evtl. durch eine eingeschränkte Lebensqualität unter der Therapie geschmälert wird. Erfreulicherweise entkräften die Ergebnisse der PRO-Analysen diese These. Auch in TROPiCS02 wurden PROs u.a. mit Hilfe des EORTC-QLQ-C30-Fragebogen, des EQ-5D-5L und der EQ-VAS erhoben. Insgesamt zeigte SG im Vergleich zum Kontrollarm dabei tendenziell eine Verbesserung der Lebensqualität [29]. Darüber hinaus wurde die Zeit bis zur klinisch signifikanten Verschlechterung der Lebensqualität bei 3 der 5 primären (Global Health Status, Physical Functioning, Fatigue) sowie 4 weiteren Domänen (Emotional Functioning, Dyspnoe, Insomnia & Financial Difficulties) des QLQ-C30 signifikant verlängert (☞ Abb. 3.29) [30]. Lediglich für das Symptom Diarrhö war eine Verschlechterung zu verzeichnen, andere Faktoren blieben im Vergleich zur Kontrolltherapie unverändert. Zusammenfassend führt SG beim HR+/HER2- metastasieren Mammakarzinom zu einer signifikanten Verlängerung des PFS und OS, ohne die Lebensqualität zu beeinträchtigen. Im Gegenteil erhält SG die Lebensqualität in vielen Aspekten signifikant länger stabil als die Kontrolltherapien.

Sacituzumab Govitecan – Zulassung beim metastasierten HR+/HER2- Mammakarzinom:
Auf der Grundlage der Daten der TROPiCS02-Studie ist Sacituzumab Govitecan (Trodelvy®) in der EU und Deutschland als Monotherapie zur Behandlung von erwachsenen Patienten mit nicht resezierbarem oder metastasiertem Hormonrezeptor (HR)-positivem, HER2-negativem Mammakarzinom zugelassen, die eine Endokrin-basierte Therapie und mindestens zwei zusätzliche systemische Therapien bei fortgeschrittener Erkrankung erhalten haben (Stand der Information Juli 2023).
Die Zulassung beim mTNBC wird am Ende des vorherigen Kapitels erläutert.

Internationale und nationale Leitlinien empfehlen die Therapieoption abhängig vom HER2 low Status in der Drittlinientherapie [24] (☞ Abb. 3.30).

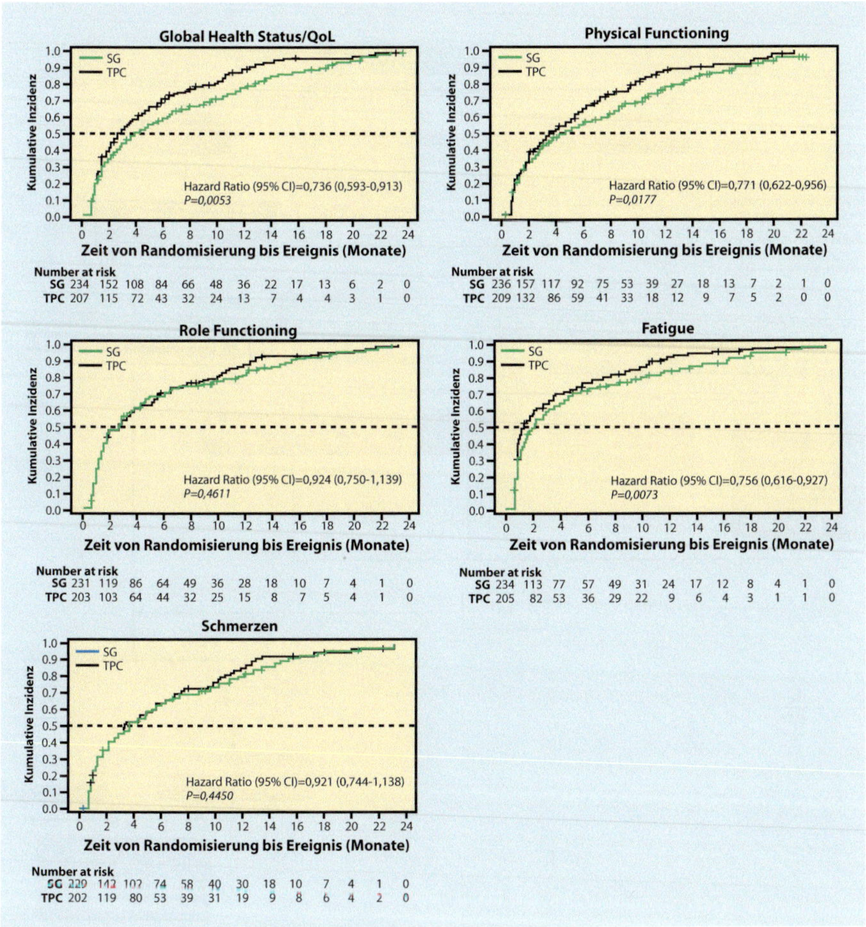

Abb. 3.29: TROPiCS02: Zeit bis zur relevanten klinischen Verschlechterung der Lebensqualität bezogen auf die 5 primären Domänen des EORTC-QLQ-C30-Fragebogens [30].

3.2.1.3. Grundsätze des Nebenwirkungsmanagement unter Sacituzumab Govitecan

Prämedikation

Vor jeder Infusion von Sacituzumab Govitecan wird eine Prämedikation zur Vermeidung von Übelkeit und Erbrechen und auch Infusionsbedingten Reaktionen, wie allergischen und anaphylaktischen Reaktionen, empfohlen. Nach der aktuellen Einteilung der MASCC/ESMO Antiemese-Leitlinien (2023) gehört Sacituzumab Govitecan zu den moderat emetogenen Chemotherapeutika. Zur Antiemese-Prophylaxe wird auf jeden Fall eine Zweier-Kombination aus einem 5-HT_3-Rezeptor-Antagonisten und Dexamethason empfohlen.

Es wird in der Leitlinie darauf hingewiesen, dass das emetogene Potenzial von SG und auch T-DXd allerdings am oberen Ende der Kategorie anzusiedeln ist und am ehesten mit dem von Carboplatin zu vergleichen ist. Hierfür wird in der MASCC/ESMO-Empfehlung zusätzlich ein NK_1-Rezeptor Antagonist eingesetzt, so dass dies in Erwägung gezogen werden sollte.

In unserer klinischen Praxis hat sich der Einsatz eines solchen 3er-Regimes (Dexamethason, $5HT_3$- und NK_1-Antagonist) bewährt.

Zur Verhinderung von infusionsbedingten Reaktionen wird ferner die Gabe von H1- oder H2-Blockern und ggfs. eines Antipyretikums (z.B. Paracetamol) empfohlen. Darüber hinaus ist auf die richtige Infusionsrate zu achten.

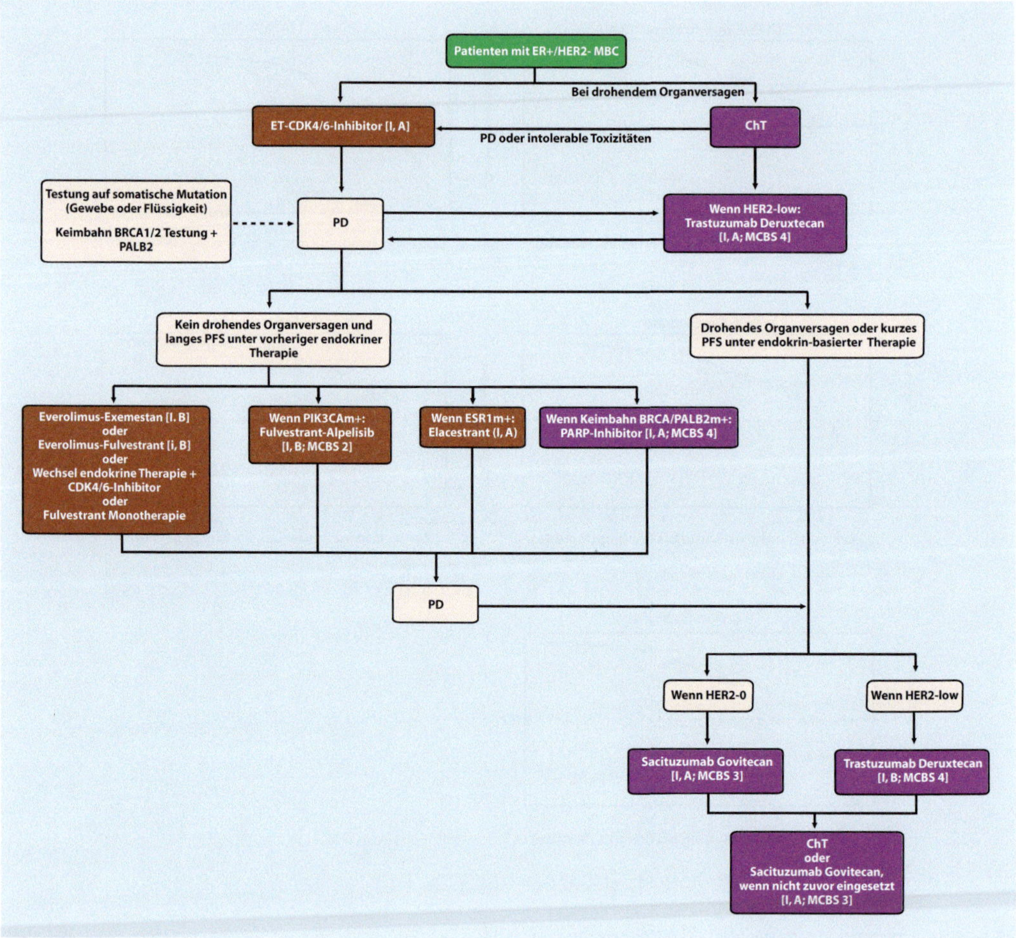

Abb. 3.30: Die Rolle von Sacituzumab Govitecan in der Therapie des metastasierten bzw. fortgeschrittenen HR+/HER2- Mammakarzinoms in der aktuellen ESMO Metastatic Breast Cancer Living Guideline (Stand: Mai 2023) [24].

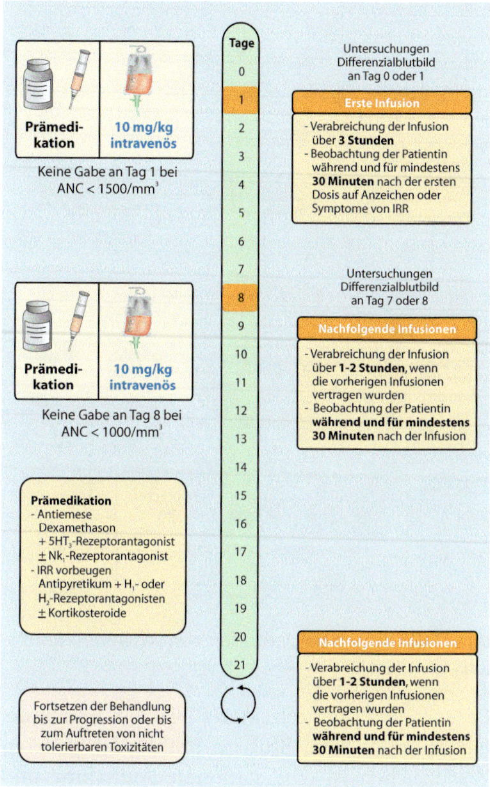

Abb. 3.31: Therapie mit Sacituzumab Govitecan inkl. Prämedikation. ANC: Absolute Neutrophilenzahl. Modifiziert nach [17, 31, 32].

Nebenwirkungsmanagement

Wichtig für ein erfolgreiches Nebenwirkungsmanagement ist neben dem Wissen um die möglichen Nebenwirkungen und deren Management auch die gute Aufklärung der Patientinnen über mögliche Nebenwirkungen und den Umgang damit sowie die Schulung des weiteren an der Therapie beteiligten Personals. Selbstverständlich ist v.a. die jeweilige aktuelle Fachinformation zu beachten.

Konsistent sind die Neutropenie und die Diarrhö die häufigsten charakteristische Nebenwirkungen von Sacituzumab Govitecan. Seltener kann es auch zu dem von Irinotecan bereits bekannten cholinergen Syndrom kommen, da SN38 den aktiven Metabolit von Irinotecan darstellt. Von daher soll das Management dieser Nebenwirkungen hier im Vordergrund stehen. Die Therapie anderer Nebenwirkungen, wie Übelkeit und Erbrechen, allergische Reaktionen, Anämie, Fatigue etc., die unter SG auftreten können, ist ebenso wichtig und orientiert sich an den allgemeinen Therapieempfehlungen dieser Nebenwirkungen.

▶ Neutropenie

Die Neutropenie zählt zu den häufigsten Nebenwirkungen sowohl in der ASCENT- als auch der TROPiCS02-Studie (63 % bzw. 70 % alle Grade und 51 % bzw. 51 % ≥ Grad 3). Die Rate febriler Neutropenien lag in den beiden Studien bei 6 % bzw. 5 %. Die Neutropenien waren in ASCENT in keinem Fall Grund für einen Therapieabbruch, jedoch in 46 % für Dosisunterbrechungen und in 11 % für Dosisreduktionen verantwortlich. In ASCENT wurde in 29 % der Patientinnen unter SG eine Sekundärprophylaxe mit G-CSF durchgeführt. Therapeutisch kam G-CSF in 30 % der Fälle zum Einsatz. Die mediane Zeit bis zum Auftreten einer Neutropenie Grad ≥ 3 betrug in ASCENT 21 Tage und dauerte im Median 6 Tage an. Zur Prophylaxe bietet sich eine G-CSF-Gabe gemäß der S3-Leitlinie „Supportive Therapie bei onkologischen Patientinnen“ an. Hier wird die Prophylaxe vor allem bei einem hohen Risiko (>20 %) bzw. einem mittleren Risiko (10-20 %) und klinischen Risikofaktoren empfohlen. Eine primäre Prophylaxe mit G-CSF wird unter SG daher nicht empfohlen. Hier sollten immer individuelle Faktoren und auch die Therapieziele berücksichtigt werden. Die Therapie der febrilen Neutropenie sollte gemäß den Empfehlungen der S3-Leitlinie [33] erfolgen. Das Mittel der Wahl im Management der Neutropenie unter SG ist die Dosisreduktion (☞ Abb. 3.32).

Eine therapeutische ebenso wie die prophylaktische Gabe von G-CSF sollte sich an den lokalen Vorgaben und Leitlinien orientieren und immer individuelle Patienten- und Krankheitsfaktoren berücksichtigen.

Zu berücksichtigen ist das gefährliche Krankheitsbild der neutropenen Kolitis, welches ein sehr proaktives Management erfordert.

▶ Diarrhö

Diarrhöen aller Grade traten unter SG in ASCENT und TROPiCS02 bei 59 % bzw. 57 % der Patientinnen und bei 10 % bzw. 9 % mit einem Grad ≥ 3 auf. Bei den bislang mit SG behandelten Patientinnen wurde in ca. 1 % der Fälle das Bild einer sogenannten neutropenen Kolitis beobachtet. Diarrhöen waren in der ASCENT-Studie in 5 % der Fälle der

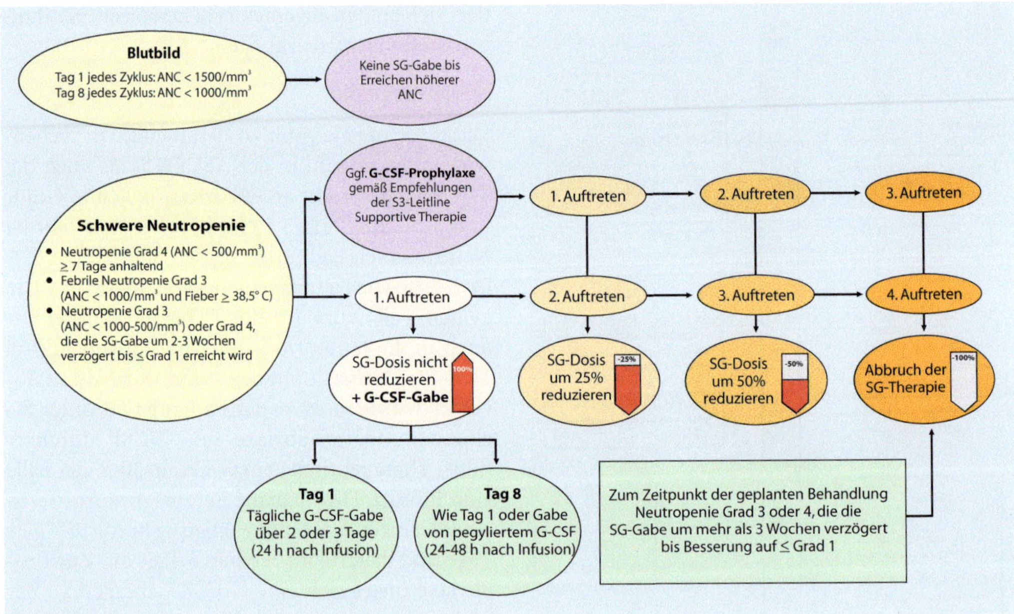

Abb. 3.32: Empfohlene Dosisreduktionen für SG und weitere Maßnahmen bei Auftreten von schweren Neutropenien und Therapie mit Sacituzumab Govitecan. Mod. nach [17, 32-34].

Grund für eine Dosisunterbrechung und auch -reduktion. Die mediane Zeit bis zum Eintreten einer Grad-3-Diarrhö betrug in ASCENT 19 Tage bei einer medianen Dauer von 5 Tagen. 55 % erhielten hiergegen eine medikamentöse Therapie oder Prophylaxe. Prinzipiell stellt Loperamid die Grundlage der Therapie der Diarrhö dar, beginnend mit 4 mg und bei jeder weiteren Diarrhoe bzw. alle 2-4 h mit einer weiteren Gabe von 2 mg bis zu einer Maximaldosis von 16 mg/Tag (Anmerkung: diese Dosierung überschreitet die Dosierung in der Fachinformation, wird allerdings von der S3-Leitlinie Supportivtherapie so empfohlen. Darauf sind die Patienten hinzuweisen). Das Grundprinzip der Therapie der Diarrhö unter SG wird vereinfacht in Abb. 3.33 dargestellt. Als weiterer Schritt kann bei schwerer Diarrhö (Grad ≥ 3) auch die Hinzunahme von Octreotid erwogen werden. Parallel muss auf ausreichende Flüssigkeitszufuhr (i.v.) und Elektrolytausgleich geachtet werden. Weitere Maßnahmen bei refraktärer Diarrhö können zusätzlich zur Elektrolyt- und Flüssigkeitssubstitution die Gabe von Octreotid, Codein, Budenosid, Racecadotril, oralen Aminoglykosiden oder Tinctura opii sein; alle diese Optionen sind off-label Behandlungen.

Bei schwerer oder refraktärer Diarrhö, Exsikkose, Fieber, Krämpfen, Blut im Stuhl oder anderen Warnzeichen ist eine stationäre Aufnahme und Therapie geboten. Hier ist unbedingt auch an die Abnahme von Blutkulturen, Stuhluntersuchung (Blut, Leukozyten, Clostridium difficile, Salmonellen, E. coli, Campylobacter und ggfs. andere pathogene Keime) zu denken und die Therapie ggfs. entsprechend durch eine Antibiose zu ergänzen sowie eine Neutropenie konsequent zu behandeln. Detailliert sind Empfehlungen auch in der aktuellen S3-Leitlinie „Supportivtherapie bei Onkologischen Patient*innen“ dargestellt [33].

Eine Sonderform der Diarrhö unter SG stellt die **akute Diarrhö** im Zusammenhang mit einem **cholinergen Syndrom** dar, das bei SG insgesamt selten ist. Das cholinerge Syndrom ist auch von Irinotecan bekannt und erfordert eine andere Therapie als die verzögert auftretende Diarrhö unter SG. Durch eine exzessive cholinerge Reaktion kommt es zu einer akut auftretenden (während oder kurz nach der Infusion) Diarrhö, oft mit Bauchkrämpfen, vermehrtem Speichelfluss, Tränen und ggfs. einer Flush-Symptomatik. Die Diarrhö im Rahmen des cholinergen Syndroms wird mit Atropin behandelt (☞ Abb. 3.33). Für die folgenden Infusionen ist eine Prophylaxe mit Atropin sinnvoll, wobei auf

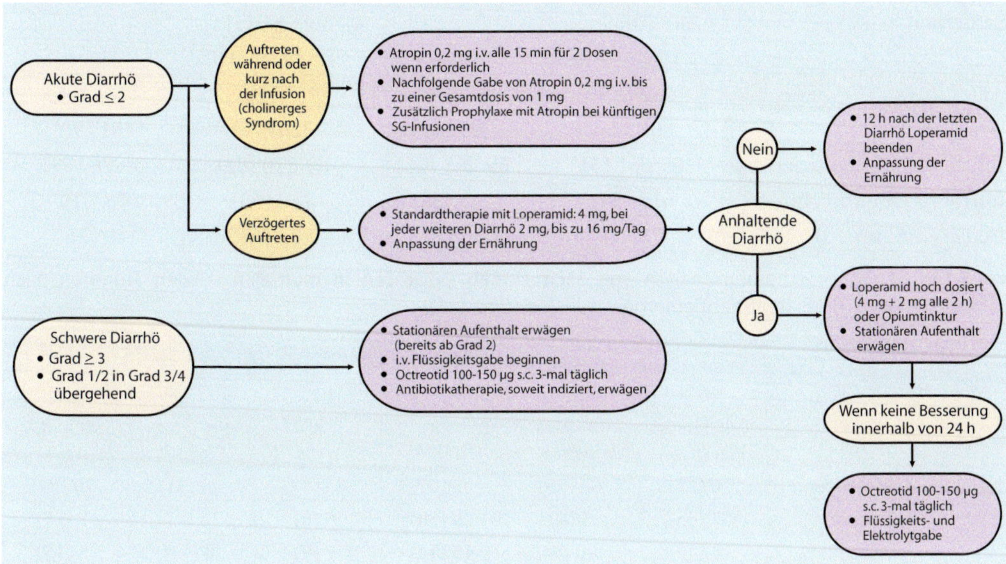

Abb. 3.33: Prinzip der Therapie der Diarrhö unter SG. Mod. nach [34].

die kardiovaskulären Nebenwirkungen zu achten ist.

Weitere nicht-hämatologische Nebenwirkungen

Die Therapie weiterer nicht-hämatologischer Nebenwirkungen folgt den allgemeinen Therapieprinzipien für die jeweilige spezifische Nebenwirkung. In Abb. 3.34 sind allgemeine Empfehlungen zur Dosisreduktion bei nicht-hämatologischen Nebenwirkungen zusammengefasst.

Zusammenhang zwischen UGT1A1-Aktivität und Nebenwirkungen unter SG

Der Abbau von SN38, dem wirksamen Payload von SG, erfolgt über die Uridindiphosphat-Glucuronosyl-Trasferase (UGT) 1A1 in der Leber. Es gibt verschiedene Varianten des UGT1A1-Gens mit unterschiedlicher enzymatischer Aktivität. Das UGT1A1*1 Allel ist die Form mit erhaltener Aktivität, wobei das *28 Allel den häufigsten Polymorphismus mit deutlich reduzierter Aktivität darstellt. Das homozygote Auftreten des *28 (*28/*28) geht mit einer deutlich erniedrigten

Ereignis	Auftreten	Auswirkungen auf SG-Gabe
Nichthämatologische Toxizität Grad 4 von beliebiger Dauer Oder Jede/s **Übelkeit, Erbrechen oder Diarrhö Grad 3/4** aufgrund der Behandlung, nicht kontrollierbar durch Antiemetika und Antidiarrhoika Oder Sonstige **nichthämatologische Toxizität Grad 3/4** >48 h anhaltend trotz optimaler medizinischer Behandlung Oder Zum Zeitpunkt der geplanten Behandlung **hämatologische (außer Neutropenie) oder nichthämatologische Toxizität Grad 3/4**, die die SG-Gabe um 2-3 Wochen verzögert bis **Besserung auf ≤ Grad 1**	1.	Dosisreduktion um 25% (-25%)
	2.	Dosisreduktion um 50% (-50%)
	3.	Abbruch der Therapie (-100%)
Nichthämatologische Toxizität Grad 3/4, Übelkeit Grad 3 oder Erbrechen Grad 3/4 ohne Rückbildung auf ≤ Grad 1 innerhalb von 3 Wochen	1.	Abbruch der Therapie (-100%)

Abb. 3.34: Empfehlungen zur Dosisreduktion von SG bei Auftreten von schweren nicht-hämatologischen bzw. nicht-neutropenischen Toxizitäten. Mod. nach [17, 32].

Sicherheit, n (%)	Alle Patienten (n=1063)	Genotyp UGT1A1		
		*1/*1 (n=416)	*1/*28 (n=420)	*28/*28 (n=112)
Alle TEAEs	1060 (>99)	415 (>99)	418 (>99)	112 (100)
Grad ≥3	808 (76)	299 (72)	320 (76)	101 (90)
führte zu Dosisreduzierung	205/661 (31)	69/268 (26)	89/270 (33)	30/76 (39)
führte zu Unterbrechung	615 (58)	243 (58)	230 (55)	78 (70)
führte zu Abbruch	78 (7)	27 (6)	27 (6)	8 (7)

Tab. 3.13: Gepoolte Sicherheitsanalyse von Sacituzumab Govitecan in multiplen soliden Tumoren nach UGT1A1-Genotyp. TEAE: treatment emergent adverse effect [35].

		Sacituzumab Govitecan (n=250)					
		*1/*1 (n=113)		*1/*28 (n=96)		*28/*28 (n=34)	
TRAE		Alle Grade, n (%)	Grad ≥3, n (%)	Alle Grade, n (%)	Grad ≥3, n (%)	Alle Grade, n (%)	Grad ≥3, n (%)
Hämato-logisch	Neutropenie	76 (67)	60 (53)	55 (57)	45 (47)	24 (71)	20 (59)
	Anämie	37 (33)	5 (4)	29 (30)	6 (6)	16 (47)	5 (15)
	Leukopenie	18 (16)	10 (9)	13 (14)	9 (9)	8 ()24	5 (15)
	Lymphopenie	10 (9)	1 (1)	5 (5)	1 (1)	4 (12)	2 (6)
	Febrile Neutropenie	3 (3)	3 (3)	5 (5)	5 (5)	6 (18)	6 (18)
	Thrombo-zytopenie	3 (3)	0	6 (6)	0	4 (12)	4 (12)
Gastro-intestinal	Diarrhö	65 (58)	11 (10)	57(59)	9 (9)	21 (62)	5 (15)

Tab. 3.14: Häufigkeit bestimmter Nebenwirkungen in Abhängigkeit des UGT1A1 Genotyps in der ASCENT-Studie [22]. TRAE: treatment-related adverse effect.

	Sacituzumab Govitecan (n=268)					
	*1/*1 (n=103)		*1/*28 (n=119)		*28/*28 (n=25)	
TEAE	Alle Grade, n (%)	Grad ≥3, n (%)	Alle Grade, n (%)	Grad ≥3, n (%)	Alle Grade, n (%)	Grad ≥3, n (%)
Neutropenie	73 (71)	46 (45)	86 (72)	68 (57)	19 (76)	16 (64)
Diarrhö	60 (58)	6 (6)	77 (65)	15 (13)	17 (68)	6 (24)
Anämie	34 (33)	6 (6)	43 (36)	10 (8)	12 (48)	2 (8)
Febrile Neutropenie	6 (6)	6 (6)	8 (7)	8 (7)	1 (4)	1 (4)

Tab. 3.15: Häufigkeit bestimmter Nebenwirkungen in Abhängigkeit des UGT1A1 Genotyps in der TROPiCS02-Studie [36, 37]. TEAE: treatment emergent adverse effect.

Stoffwechselaktivität und möglicherweise mit einem erhöhten Risiko für Nebenwirkungen wie Neutropenie und Diarrhö einher. Dieser Genotyp (*28/*28) tritt bei ca. 20 % der schwarzen bzw. afroamerikanischen, ca. 10 % der kaukasischen und 2 % der ostasiatischen Bevölkerung auf [34].

Eine gemeinsame Auswertung von insgesamt 1063 mit SG behandelten Patientinnen aus verschiedenen Studien [35] zeigte, das bei homozygotem *28/*28 Genotyp signifikant häufiger Nebenwirkungen ≥ Grad 3 auftraten als bei solchen mit homozygoten *1/*1 Genotyp (90 % vs 72 %); dies ging auch mit häufigeren Dosisreduktionen einher (39 % vs 26 %), führte jedoch nicht zu mehr nebenwirkungsbedingten Therapieabbrüchen (6 % vs 7 %; ☞ Tab. 3.13). Die getrennte Betrachtung der ASCENT- und TROPiCS02-Studie ist limitiert durch die kleinen Zahlen der Patientinnen mit

*28/*28 Genotyp. In ASCENT waren es 34 Patientinnen und in TROPiCS02 insgesamt 25. Patientinnen mit *28/*28 Genotyp zeigten in ASCENT auch mehr Toxizitäten ≥ Grad 3 im Vergleich zu *1/*1 Patientinnen (☞ Tab. 3.14). Insbesondere auffällig war hier die höhere Rate an febriler Neutropenie, die ja nicht nur Ausdruck der Häufigkeit schwergradiger Neutropenien ist, sondern auch von deren Dauer beeinflusst wird. In ASCENT traten bei 18 % der Patientinnen mit *28/*28 Genotyp eine febrile Neutropenie auf (im Vergleich zu 3 % bei *1/*1). Auch die nebenwirkungsbedingten Therapieabbrüche waren häufiger, wenn auch immer noch selten (6 % vs 2 %) [22]. Auch in TROPiCS02 waren die Nebenwirkungen ≥ Grad 3 bei *28/*28 Genotyp häufiger (92 % vs 67 %) und die Therapie wurde häufiger, wenn auch immer noch selten abgebrochen (12 % vs 5 %). Insbesondere waren Neutropenien ≥ Grad 3 (64 % vs 45 %) und Diarrhöen (24 % vs 6 %) häufiger bei *28/*28 Genotyp. Ein Unterschied in der Zahl febriler Neutropenien zeigte sich hier nicht (☞ Tab. 3.15) [36, 37].

Aufgrund der bisherigen Daten, die auch für UGT1A1 *28/*28 geringe nebenwirkungsbedingte Therapieabbruchraten zeigen, wird eine routinemäßige Testung des UGT1A1 Genotyps nicht empfohlen. Bei bekanntem UGT1A1 *28/*28 Genotyp kann aus klinischer Sicht jedoch eine primäre G-CSF-Prophylaxe in Betracht gezogen werden, zumindest sollten die Patienten sehr engmaschig auf mögliche Nebenwirkungen überwacht werden. In individuellen Fällen kann ggfs. die Therapie initial dosisreduziert begonnen werden.

3.2.1.4. Weitere Entwicklung von Sacituzumab Govitecan

Aufgrund der überzeugenden Aktivität in der ASCENT- und TROPiCS02-Studie ist es naheliegend, dass die Wirksamkeit von SG auch in früheren Therapielinien untersucht wird. So untersuchen aktuell die ASCENT-07-Studie (NCT05840211) die Wirksamkeit von SG als Erstlinientherapie im Vergleich zur Standardmonochemotherapie beim HR-positiven/HER2-negativen MBC und die ASCENT-03- und -04-Studien (NCT05382299 & NCT05382286) die Aktivität von SG beim PD-L1-negativen bzw. beim PD-L1-positiven metastasierten TNBC als Monotherapie (ASCENT-03) bzw. in Kombination mit Pembrolizumab (ASCENT-04) im Vergleich zur Standardchemotherapie alleine bzw. in Kombination mit Pembrolizumab ebenfalls als Erstlinientherapie. Noch einen Schritt weiter geht die SASCIA/GBG102-Studie (NCT04595565) und auch die ASCENT-05-Studie (NCT05633654). SASCIA (☞ Abb. 3.35) untersucht die Wirksamkeit einer postneoadjuvanten Therapie mit SG bei Patientinnen mit HER2-negativem Mammakarzinom und einem residuellen Tumor und hohem Rückfallrisiko nach neoadjuvanter Chemotherapie im Vergleich zur Standardtherapie (e.g. postneoadjuvant Capecitabin, Pembrolizumab oder auch ET +/- CDK4/6i) [38]. Die SASCIA-Studie hat ihre Rekrutierung bereits beendet und steht kurz vor der Auswertung. ASCENT-05 untersucht die Kombination von SG mit Pembrolizumab im Vergleich zu

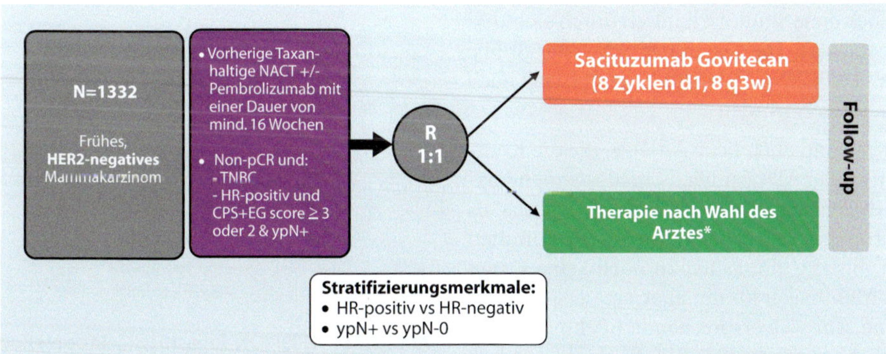

Abb. 3.35: Studiendesign der GBG102/SASCIA-Studie. *8 Zyklen Capecitabin oder platinhaltige Chemotherapie bzw. Beobachtung oder endokrine Therapie. Bei Patientinnen mit TNBC, die Pembrolizumab als neoadjuvante Therapie erhalten haben, ist die Verwendung von Pembrolizumab als Monotherapie im TPC-Arm zulässig. Bei HR-positiven Patientinnen wird die endokrine Therapie nach lokalen Leitlinien durchgeführt. Eine adjuvante Therapie mit CDK4/6-Inhibitoren entsprechend der Zulassung ist möglich.

Pembrolizumab oder der Kombination Pembrolizumab plus Capecitabin im postneoadjuvanten Setting bei Patientinnen mit TNBC und non-pCR nach neoadjuvanter Chemotherapie [39]. Die ASCENT-05-Studie rekrutiert aktuell.

Weitere Studien untersuchen die Kombination von SG u.a. mit Immuntherapie. Erste Daten hierzu wurden unlängst auf Kongressen präsentiert. So hat die Phase Ib/II MORPHEUS-panBC-Studie erste Daten zur Kombination von Atezolizumab mit SG im Vergleich zu Atezolizumab mit nab-Paclitaxel beim metastasierten TNBC berichtet. Die Ansprechrate lag für die Kombination mit SG um 10 % höher und auch die Rate der Komplettremissionen war höher, ebenso wie das PFS (HR 0,27, 95 % KI 0,1-0,7) und die Dauer des Ansprechens (HR 0,17, 95 % KI 0,0-0,7). Die Fallzahl ist mit 39 Patientinnen sehr klein, so dass die Daten als hypothesengenerierend zu betrachten sind [40].

Ebenso wurden erste Daten der SACI-IO HR+ Studie präsentiert. Die Studie untersuchte die Kombination von SG und Pembrolizumab im Vergleich zu SG alleine bei Patientinnen mit HR+/HER2- MBC. Die Patientinnen durften bis zu einer Chemotherapie für die metastasierte Situation erhalten haben, eine Selektion basierend auf dem PD-L1-Status fand nicht statt und 60 % der Patientinnen waren PD-L1-negativ. 50 % hatte eine Chemotherapie in der metastasierten Situation erhalten. Es handelt sich also um etliche Faktoren, für die sehr gut bekannt ist, dass die Immuntherapie nicht wirksam ist. Die Studie zeigte keine Verbesserung des primären Endpunktes (PFS in der ITT), aber zumindest einen Trend mit einer HR von 0,81 (95 % KI 0,51-1,28). Auch diese Studie ist limitiert durch eine kleine Fallzahl [41]. Die Daten der Schwester-Studie SACI-IO TNBC (NCT04468061) sind bislang noch nicht präsentiert worden.

Interessant sind auch neue Ansätze, die die Kombination zweier ADCs untersuchen. Spannend dabei ist, dass hier sowohl verschiedene Targets als auch verschiedene Payloads zum Einsatz kommen können. Bislang gibt es hierzu noch keine Daten für das Mammakarzinom, aber eine erste Studie zeigt eine sehr vielversprechende Effektivität und Verträglichkeit für die Kombination aus Sacituzumab Govitecan und Enfortumab Vedotin, einem gegen Nectin-4 gerichteten ADC mit MMAE-Payload, beim metastasierten Urothelkarzinom. Hier zeigte sich eine objektive Ansprechrate von 70 % und langanhaltendes Ansprechen [42].

3.2.2. Weitere gegen TROP-2 gerichtete ADCs

3.2.2.1. Datopotamab Deruxtecan – TROPION-Breast01

Datopotamab Deruxtecan ist ein gegen TROP-2 gerichtetes ADCs, welches auf der gleichen Plattform basiert wie Trastuzumab Deruxtecan. Es besteht aus einem monoklonalen humanisierten anti-TROP-2-IgG1-Antikörper, einem spaltbaren Tetrapeptid-Linker und dem Topoisomerase-I-Inhibitor Deruxtecan als Payload. Anders als bei T-DXd beträgt das Drug-to-Antibody Ratio (DAR) bei D-DXd 4:1 und nicht 8:1.

Inzwischen wurden die Daten der TOPRION-Breast01-Studie präsentiert. Die Phase-III-Studie untersuchte Datopotamab Deruxtecan im Vergleich zu einer Monochemotherapie (Eribulin, Vinorelbin, Gemcitabin oder Capecitabin) bei Patientinnen mit HR+/HER2- MBC, die einen Progress unter endokriner Therapie hatten und 1 bis max. 2 vorherige Chemotherapien in der metastasierten Situation erhalten hatten. Der duale primäre Endpunkt war das PFS und das OS. Insgesamt wurden 732 Patientinnen randomisiert. Das progressionsfreie Überleben wurde durch D-DXd signifikant von 4,9 auf 6,9 Monate verbessert (HR 0,63; 95 % KI 0,52-0,76; p<0,0001; ☞ Abb. 3.36) [43]. Die Ansprechrate war unter D-DXd mit 36,4 % höher als unter der Standardchemotherapie (22,9 %). In der finalen Analyse zeigte sich jedoch keine Verbesserung des Gesamtüberlebens (HR 1,01, 95 % KI 0,83-1,22) [44].

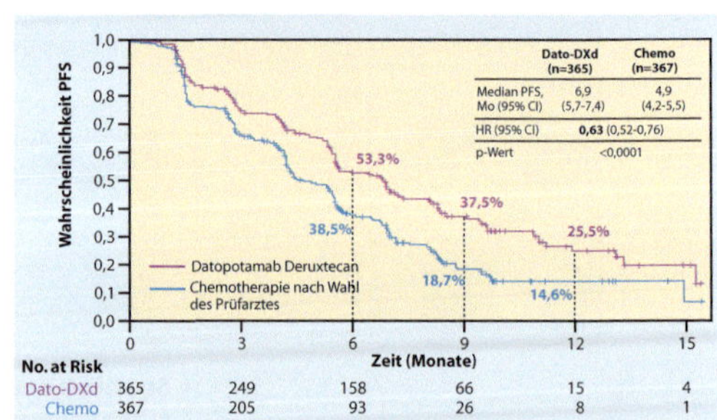

Abb. 3.36: TROPION-Breast01: Progressionsfreies Überleben nach verblindetem zentralem Review (primärer Endpunkt).

Interessant sind an dieser Studie vor allem auch die Beobachtungen zur Verträglichkeit. Bemerkenswert dabei, dass im experimentellen Arm (D-DXd) weniger Nebenwirkungen Grad ≥ 3 beobachtet wurden als im Kontrollarm (21 % vs 45 %) und weniger Dosisreduktionen erforderlich waren (21 % vs 30 %). Insbesondere spiegelt aber das Nebenwirkungsprofil die Tatsache wieder, wie komplex die ADCs letztendlich sind. Es handelt sich bei D-DXd schließlich um ein ADC mit dem gleichen Target und einem Payload mit dem gleichen Wirkmechanismus wie Sacitzumab Govitecan. Im Gegensatz zu SG traten unter D-DXd allerdings kaum Neutropenien auf (D-DXd: 1 % ≥ Grad 3 Neutropenie) und auch die Diarrhö spielt keine Rolle. Dies scheint u.a. an der Stabilität des Linkers zu liegen. Dahingegen werden unter D-DXd andere, für SG untypische Nebenwirkungen beobachtet. Hierzu zählen Stomatitiden (Alle Grade: 50 %; ≥ Grad 3: 6 %) und trockene Augen (Alle Grade: 22 %; ≥ Grad 3: 1 %). Auch traten bei 3 % der Patientinnen unter D-DXd Pneumonitiden/ILDs auf, hauptsächlich Grad 1/2.

Sollte D-DXd zugelassen werden, dann steht sicher das Nebenwirkungsmanagement der Stomatitis und der okularen Nebenwirkungen im Vordergrund. Die Daten der Patient-reported-Outcomes (PROs) sind ebenfalls präsentiert worden und durchaus positiv [45].

3.2.2.2. Sacituzumab Tirumotecan (Sac-TMT/SKB264/MK-2870) – OptiTROP-Breast01

MK-2870 ist ein weiteres gegen TROP-2 gerichtetes ADC. Es besteht aus dem gleichen monoklonalen Antikörper wie Sacituzumab Govitecan (hRS7), einem durch Hydrolyse spaltbaren Linker und einem Belotecan-Derivat als Payload, also ebenfalls einem Topoisomerase-I-Inhibitor. Die DAR beträgt 7,4.

Auch zu Sac-TMT wurden die Daten einer ersten Phase-III-Studie (OptiTROP-Breast01) beim triple-negativen metastasierten Mammakarzinom auf dem diesjährigen Kongress der Amerikanischen Gesellschaft für Klinische Onkologie (ASCO 2024 annual meeting) präsentiert. Die eingeschlossenen Patientinnen mussten mindestens 2 vorherige Chemotherapien für die metastasierte Situation und auf jeden Fall ein Taxan erhalten haben. 263 Patientinnen wurden 1:1 zu entweder Sac-TMT oder einer Monochemotherapie nach Wahl (Eribulin, Capecitabin, Gemcitabin oder Vinorelbin) randomisiert. Der primäre Endpunkt war das PFS nach verblindeter zentraler Auswertung. Das Gesamtüberleben zählte zu den sekundären Endpunkten. Das Studiendesign entsprach mehr oder weniger dem der ASCENT-Studie.

Sac-TMT verbesserte das PFS signifikant von 2,5 auf 6,7 Monate (HR 0,32; 95 % KI 0,22-0,44; p<0,00001) und auch das Gesamtüberleben war signifikant besser. Der Median im Sac-TMT war noch nicht erreicht und betrug 9,4 Monate im Kontrollarm (HR 0,53; 95 % KI 0,36-0,78; p=0,0005). Auch die Ansprechrate war unter Sac-TMT mit 45,4 % höher als im Kontrollarm mit 12,0 %. Das Nebenwirkungsspektrum war wiederum unterschiedlich im Vergleich zu SG und D-DXd. Es zeigte sich unter Sac-TMT eine deutlich Myelotoxizität mit 28 % ≥ Grad 3 Anämie und 32 % ≥ Grad 3 Neutropenie und 9 % Thrombopenie (≥ Grad3). Aber es wurde auch bei insgesamt 44 % eine Stomatitis beobachtet (9 % ≥ Grad 3),

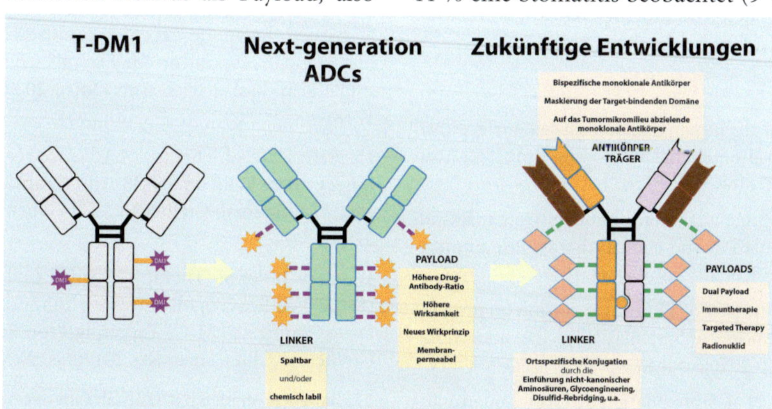

Abb. 3.37: Weiterentwicklung von Antikörper-Wirkstoff-Konjugaten [50].

ebenso kam es zu Transaminasenanstiegen und Rash. Übelkeit trat bei 35 % auf [46].

Insgesamt bestätigen diese Daten die überzeugende Wirksamkeit der TROP-2-gerichteten ADCs mit Topoisomerase-1-Inhibitor-Payload.

3.3. Ausblick

Eine überwältige Anzahl von ADCs sind aktuell in klinischer Entwicklung bei einer Vielzahl von Tumorentitäten. Die Anzahl der Targets und der verfügbaren Payloads (bzw. deren Wirkmechanismus) zeigt jedoch auch eine deutliche Limitation auf. Im klinischen Alltag wird sicher, ohne gute Evidenz, der sequenzielle Einsatz von ADCs Einzug finden. Die hierzu verfügbaren Daten aus retrospektiven Serien einzelner Zentren sind sehr limitiert und zeigen, dass für den Einsatz eines zweiten ADCs in der Sequenz nicht mit der gleichen Wirksamkeit gerechnet werden kann wie initial [47, 48]. Die Ausnahme hierzu stellt der Einsatz von T-DXd (einem ADC der 3. Generation) nach T-DM1 (einem ADC der 2. Generation) beim HER2+ MBC dar. Das ist durch die möglichen Resistenzmechanismen, die sich sowohl gegen das Target als auch den Payload richten, gut zu erklären [49].

Parallel zur rasanten klinischen Entwicklung der Dritt-Generations-ADCs findet auch die Entwicklung neuer Generationen von ADCs statt. Diese beruhen auf neuen Ansätzen, wie der „Site-spezifischen" Konjugation, dualen Targets oder biparatopischen ADCs, aber auch dualen Payloads, immunstimulatorischen Payloads etc. [50].

Erste Daten zu bispezifischen ADCs sind bereits vorgestellt worden und die Entwicklungen werden sicher spannend zu beobachten sein [51].

Literatur

1. Lipinski M, et al. Human trophoblast cell-surface antigens defined by monoclonal antibodies. Proc Natl Acad Sci U S A 1981;78(8):5147-5150.

2. Shvartsur A, Bonavida B. Trop2 and its overexpression in cancers: regulation and clinical/therapeutic implications. Genes Cancer 2015;6(3-4):84-105.

3. Zeng P, et al. Impact of TROP2 expression on prognosis in solid tumors: A Systematic Review and Meta-analysis. Sci Rep 2016;6:33658.

4. Trerotola M, et al. Upregulation of Trop-2 quantitatively stimulates human cancer growth. Oncogene 2013;32(2):222-233.

5. Trerotola M, et al. Trop-2 promotes prostate cancer metastasis by modulating beta(1) integrin functions. Cancer Res 2013;73(10):3155-3167.

6. Bardia A, et al. Biomarker analyses in the phase III ASCENT study of sacituzumab govitecan versus chemotherapy in patients with metastatic triple-negative breast cancer. Ann Oncol 2021;32(9):1148-1156.

7. Bardia A, et al. Efficacy and Safety of Anti-Trop-2 Antibody Drug Conjugate Sacituzumab Govitecan (IMMU-132) in Heavily Pretreated Patients With Metastatic Triple-Negative Breast Cancer. J Clin Oncol 2017; 35(19):2141-2148.

8. Lin H, et al. Significantly upregulated TACSTD2 and Cyclin D1 correlate with poor prognosis of invasive ductal breast cancer. Exp Mol Pathol 2013;94(1):73-8.

9. Govindan SV, et al. Milatuzumab-SN-38 conjugates for the treatment of CD74+ cancers. Mol Cancer Ther 2013;12(6):968-78.

10. Perrone E, et al. Sacituzumab govitecan, an antibody-drug conjugate targeting trophoblast cell-surface antigen 2, shows cytotoxic activity against poorly differentiated endometrial adenocarcinomas in vitro and in vivo. Mol Oncol 2020;14(3):645-656.

11. Starodub AN, et al. First-in-Human Trial of a Novel Anti-Trop-2 Antibody-SN-38 Conjugate, Sacituzumab Govitecan, for the Treatment of Diverse Metastatic Solid Tumors. Clin Cancer Res 2015;21(17):3870-8.

12. Bardia A, et al. Sacituzumab Govitecan-hziy in Refractory Metastatic Triple-Negative Breast Cancer. N Engl J Med 2019;380(8):741-751.

13. Bardia A, et al. Sacituzumab govitecan, a Trop-2-directed antibody-drug conjugate, for patients with epithelial cancer: final safety and efficacy results from the phase I/II IMMU-132-01 basket trial. Ann Oncol 2021;32(6):746-756.

14. Kalinsky K, et al. Sacituzumab govitecan in previously treated hormone receptor-positive/HER2-negative metastatic breast cancer: final results from a phase I/II, single-arm, basket trial. Ann Oncol 2020;31(12):1709-1718.

15. Heist RS, et al. Therapy of Advanced Non-Small-Cell Lung Cancer With an SN-38-Anti-Trop-2 Drug Conjugate, Sacituzumab Govitecan. J Clin Oncol 2017;35(24): 2790-2797.

16. Gray JE, et al. Therapy of Small Cell Lung Cancer (SCLC) with a Topoisomerase-I-inhibiting Antibody-Drug Conjugate (ADC) Targeting Trop-2, Sacituzumab Govitecan. Clin Cancer Res 2017;23(19):5711-5719.

17. Bardia A, et al. Sacituzumab Govitecan in Metastatic Triple-Negative Breast Cancer. N Engl J Med 2021; 384(16):1529-1541.

18. O'Shaughnessy J, et al. Assessment of sacituzumab govitecan (SG) versus treatment of physician's choice (TPC) cohort by agent in the phase 3 ASCENT study of patients (pts) with metastatic triple-negative breast cancer (mTNBC). Journal of Clinical Oncology 2021; 39(15_suppl):1077-1077.

19. O'Shaughnessy J, et al. Analysis of patients without and with an initial triple-negative breast cancer diagnosis in the phase 3 randomized ASCENT study of sacituzumab govitecan in metastatic triple-negative breast cancer. Breast Cancer Res Treat 2022;195(2):127-139.

20. Carey LA, et al. Sacituzumab govitecan as second-line treatment for metastatic triple-negative breast cancer-phase 3 ASCENT study subanalysis. NPJ Breast Cancer 2022;8(1):72.

21. Bardia A, et al. Final Results From the Randomized Phase III ASCENT Clinical Trial in Metastatic Triple-Negative Breast Cancer and Association of Outcomes by Human Epidermal Growth Factor Receptor 2 and Trophoblast Cell Surface Antigen 2 Expression. J Clin Oncol 2024;42(15):1738-1744.

22. Rugo HS, et al. Safety analyses from the phase 3 ASCENT trial of sacituzumab govitecan in metastatic triple-negative breast cancer. NPJ Breast Cancer 2022;8(1): 98.

23. Loibl S, et al. Health-related quality of life in the phase III ASCENT trial of sacituzumab govitecan versus standard chemotherapy in metastatic triple-negative breast cancer. Eur J Cancer 2023;178:23-33.

24. Gennari A, André F, Barrios CH, Cortés J, de Azambuja E, DeMichele A, Dent R, Fenlon D, Gligorov J, Hurvitz SA, Im SA, Krug D, Kunz WG, Loi S, Penault-Llorca F, Ricke J, Robson M, Rugo HS, Saura C, Schmid P, Singer CF, Spanic T, Tolaney SM, Turner NC, Curigliano G, Loibl S, Paluch-Shimon S, Harbeck N; ESMO Guidelines Committee. ESMO Clinical Practice Guideline for the diagnosis, staging and treatment of patients with metastatic breast cancer. Ann Oncol 2021;32(12):1475-1495. Online: ESMO Metastatic Breast Cancer Living Guidelines, v1.1 May 2023

25. Rugo HS, et al. Sacituzumab Govitecan in Hormone Receptor-Positive/Human Epidermal Growth Factor Receptor 2-Negative Metastatic Breast Cancer. J Clin Oncol 2022;40(29):3365-3376.

26. Rugo HS, et al. Overall survival with sacituzumab govitecan in hormone receptor-positive and human epidermal growth factor receptor 2-negative metastatic breast cancer (TROPiCS-02): a randomised, open-label, multicentre, phase 3 trial. Lancet 2023;402(10411): 1423-1433.

27. Rugo H, et al. Abstract GS1-11: Sacituzumab Govitecan (SG) vs Treatment of Physician's Choice (TPC): Efficacy by Trop-2 Expression in the TROPiCS-02 Study of Patients (Pts) With HR+/HER2– Metastatic Breast Cancer (mBC). Cancer Research 2023;83(5_Supplement): GS1-11-GS1-11.

28. Schmid P, et al. 214MO Sacituzumab govitecan (SG) efficacy in hormone receptor-positive/human epidermal growth factor receptor 2-negative (HR+/HER2-) metastatic breast cancer (MBC) by HER2 immunohistochemistry (IHC) status in the phase III TROPiCS-02 study. Annals of Oncology 2022;33:S635-S636.

29. Rugo HS, et al. 1553O Health-related quality of life (HRQoL) in the phase III TROPiCS-02 trial of sacituzumab govitecan (SG) vs chemotherapy in HR+/HER2-metastatic breast cancer (MBC). Annals of Oncology 2022;33:S1258.

30. Marmé F, et al. Abstract P4-07-65: Effect of sacituzumab govitecan vs chemotherapy in HR+/HER2- metastatic breast cancer: patient-reported outcomes from the TROPiCS-02 trial. Cancer Research 2023;83(5_Supplement):P4-07-65-P4-07-65.

31. Müller V, Tesch H, Tio J, Smetanay K. Sacituzumab Govitecan beim metastasierten triple-negativen Mammakarzinom - Hinweise zum Therapiemanagement. Oncology Research and Treatment 2022;45(3) I-VIII.

32. Fachinformation TRODELVY®, Stand Juli 2023

33. Leitlinienprogramm Onkologie (Deutsche Krebsgesellschaft, Deutsche Krebshilfe, AWMF): Supportive Therapie bei onkologischen PatientInnen - Langversion 1.3, 2020, AWMF Registernummer: 032/054OL, https://www.leitlinienprogramm-onkologie.de/leitlinien/supportive-therapie/ (Zugriff am 23.05.2024)

34. Spring LM, et al. Sacituzumab Govitecan for Metastatic Triple-Negative Breast Cancer: Clinical Overview and Management of Potential Toxicities. Oncologist 2021;26(10): 827-834.

35. Rugo H, et al. ASCO 2024 abstract #3029; poster #174 J Clin Oncol 42, 2024 (suppl 16; abstr 3029)

36. Marmé F, et al. 194P Safety outcomes by UGT1A1 status in the phase III TROPiCS-02 study of sacituzumab govitecan (SG) in HR+/HER2– metastatic breast cancer (mBC). ESMO Open 2023;8(1).

37. Heong VYM, et al. 54O Safety outcomes by UGT1A1 status in the phase III TROPiCS-02 study of sacituzumab govitecan (SG) in HR+/HER2– metastatic breast cancer (mBC). Annals of Oncology 2023;34:S1486-S1487.

38. Marmé F, et al. Phase III postneoadjuvant study evaluating sacituzumab govitecan, an antibody drug conjugate in primary HER2-negative breast cancer patients with high relapse risk after standard neoadjuvant treatment: SASCIA. Journal of Clinical Oncology 2021;39(15_suppl):TPS602-TPS602.

39. Tolaney SM, et al. ASCENT-05/OptimICE-RD (AFT-65): Phase 3, randomized, open-label study of adjuvant sacituzumab govitecan (SG) + pembrolizumab (pembro) vs pembro ± capecitabine (cape) in patients (pts) with triple-negative breast cancer (TNBC) and residual disease after neoadjuvant therapy (NAT) and surgery. Journal of Clinical Oncology 2023;41(16_suppl): TPS619-TPS619.

40. Schmid P, et al. Interim analysis (IA) of the atezolizumab (atezo) + sacituzumab govitecan (SG) arm in patients (pts) with triple-negative breast cancer (TNBC) in MORPHEUS-pan BC: A Phase Ib/II study of multiple treatment (tx) combinations in pts with locally advanced/metastatic BC (LA/mBC). ESMO Breast Cancer 2024, Abstract 181O Annals of Oncology 2024;9 (suppl_4): 1-47.

41. Garrido-Castro AC, et al. SACI-IO HR+: A randomized phase II trial of sacituzumab govitecan with or without pembrolizumab in patients with metastatic hormone receptor-positive/HER2-negative breast cancer. Journal of Clinical Oncology 2024;42(17_suppl): LBA1004-LBA1004.

42. McGregor BA, et al. The Double Antibody Drug Conjugate (DAD) phase I trial: sacituzumab govitecan plus enfortumab vedotin for metastatic urothelial carcinoma. Annals of Oncology 2024;35(1): 91-97.

43. Bardia A, et al. LBA11 Datopotamab deruxtecan (Dato-DXd) vs chemotherapy in previously-treated inoperable or metastatic hormone receptor-positive, HER2-negative (HR+/HER2-) breast cancer (BC): Primary results from the randomised phase III TROPION-Breast01 trial. Annals of Oncology 2023;34:S1264-S1265.

44. Pistilli B, et al. VP1-2025: Datopotamab deruxtecan (Dato-DXd) vs chemotherapy (CT) in previously-treated inoperable or metastatic hormone receptor-positive, HER2-negative (HR+/HER2–) breast cancer (BC): Final overall survival (OS) from the phase III TROPION-Breast01 trial. Annals of Oncology 2025;36(3): 348-350.

45. Pernas S, et al. Datopotamab deruxtecan (Dato-DXd) vs chemotherapy (CT) in previously treated inoperable or metastatic hormone receptor-positive, HER2-negative (HR+/HER2–) breast cancer (BC): Patient-reported outcomes (PROs) from the TROPION-Breast01 study. Journal of Clinical Oncology 2024; 42(16_suppl):1006-1006.

46. Xu B, et al. Sacituzumab tirumotecan (SKB264/MK-2870) in patients (pts) with previously treated locally recurrent or metastatic triple-negative breast cancer (TNBC): Results from the phase III OptiTROP-Breast01 study. Journal of Clinical Oncology 2024;42(16_suppl): 104-104.

47. Fenton MA, et al. Sequencing Antibody Drug Conjugates in Breast Cancer: Exploring Future Roles. Current Oncology 2023;30(12):10211-10223.

48. Abelman RO, et al. Sequential use of antibody-drug conjugate after antibody-drug conjugate for patients with metastatic breast cancer: ADC after ADC (A3) study. Journal of Clinical Oncology 2023;41(16_suppl): 1022-1022.

49. Coates JT, et al. Parallel Genomic Alterations of Antigen and Payload Targets Mediate Polyclonal Acquired Clinical Resistance to Sacituzumab Govitecan in Triple-Negative Breast Cancer. Cancer Discovery 2021;11(10): 2436-2445.

50. Tarantino P and Tolaney SM, The Dawn of the Antibody-Drug Conjugates Era: How T-DM1 Reinvented the Future of Chemotherapy for Solid Tumors. Cancer Res 2022;82(20):3659-3661.

51. Zhang L, et al. BL-B01D1, a first-in-class EGFRxHER3 bispecific antibody-drug conjugate (ADC), in patients with locally advanced or metastatic solid tumor: Results from a first-in-human phase 1 study. Journal of Clinical Oncology 2023;41(16_suppl): 3001-3001.

4. Antikörper-Wirkstoff-Konjugate bei gynäkologischen/genitalen Malignomen

Zielgerichtete Therapien gewinnen immer mehr an Bedeutung in der Onkologie und damit auch in der gynäkologischen Onkologie. Als vielversprechende Therapieoption haben sich in den letzten Jahren die Antikörper-Wirkstoff-Konjugate (ADCs) erwiesen und von der FDA und EMA und sind mittlerweile 15 solcher Substanzen in unterschiedlichsten Indikationen zugelassen. In der gynäkologischen Onkologie betrifft dies Mirvetuximab Soravtansin für die Therapie des rezidivierenden Ovarialkarzinoms und Tisotumab Vedotin in der Behandlung des rezidivierenden Zervixkarzinoms. Die Erfolge haben zu einer großen Welle der klinischen Entwicklung einer Vielzahl solcher ADCs auch gegen andere Ziele, wie HER2, TROP-2 u.a. geführt.

4.1. Mirvetuximab Soravtansin

Folsäure oder Folat, auch bekannt als Vitamin B9, ist an der DNA-Synthese und -Reparatur, Zellproliferation sowie an den intrazellularen Signalwegen beteiligt. Folate sind essenziell für die Entwicklung des Nervensystems und spielen eine wichtige Rolle in der Tumorgenese [1]. Der Transport der Folate in die Zelle erfolgt über drei verschiedene Typen von Folattransportern (Reduced Folate-Carrier (RFC), der protonengekoppelte Folattransporter (PCFT) und Folatrezeptoren (FOLRs)). Die höchste Affinität zu Folat zeigen dabei Folatrezeptoren [2]. Es wurden vier Isoformen von Folatrezeptoren identifiziert: FRα, FRβ, FRγ und FRδ [3]. Der am intensivsten untersuchte Folatrezeptor α gewinnt in den letzten Jahren immer mehr an Bedeutung in der Onkologie [2-4].

Folatrezeptor alpha (FRα) ist ein Membran-assoziiertes Protein aus der Glykoproteinfamilie, das Folat mit hoher Affinität bindet und ins Zellinnere transportiert [2, 4]. Die höchste Konzentration von FRα wurde im neonatalen Gewebe, aber auch im Tumorgewebe beobachtet. Im gesunden Gewebe von einem Erwachsenen findet sich FRα ebenfalls im Gewebe von verschiedenen Organen (Niere, Lunge, Verdauungssystem, Nervenzellen, Retina etc.) [3, 5]. Im Gegensatz zu neonatalem Gewebe und Tumorgewebe werden jedoch im gesunden Gewebe eines Erwachsenen andere Transportmechanismen für Folat verwendet [3]. Dies macht den FRα zu einem vielversprechenden Ziel in der onkologischen Therapie: Die Anwendung der FRα-zielgerichteten Therapie ermöglicht einen gezielten Angriff auf die Tumorzellen unter Schonung des gesunden Gewebes. Die Überexpression von FRα wurde in verschiedenen soliden Tumoren beobachtet (u.a. Mammakarzinom >30 %, Bronchialkarzinom >72 %, Endometriumkarzinom >69 % etc.). Die Tumorzellen epithelialer Ovarialkarzinome zeigen mit über 80 % eine besonders hohe Expression von FRα [3, 6, 7].

Ende 2022 erfolgte die FDA-Zulassung von Mirvetuximab Soravtansin für die Therapie von Patientinnen mit platinresistentem epithelialem Ovarialkarzinom [7, 8]. Ende 2024 erfolgte die EMA-Zulassung. Mirvetuximab Soravtansin ist ein spezifisches, zielgerichtetes Antikörper-Wirkstoff-konjugat (ADC), das mit hoher Affinität an Folatrezeptor alpha bindet [7, 9]. Mirvetuximab Soravtansin (IMGN853) besteht aus einem humanen monoklonalen Anti-FRα-Antikörper, M9346A, welcher über eine Disulfid-Brücke an das zytotoxische Maytansinoid DM4, auch als Ravtansin/Soravtansin bekannt, kovalent gebunden ist (☞ Abb. 4.1) [10]. Maytansin-Derivate wurden aus den Pflanzen der Maytenus-Familie isoliert und gehören zu den Spindelgiften mit sehr hoher Zytotoxizität [11].

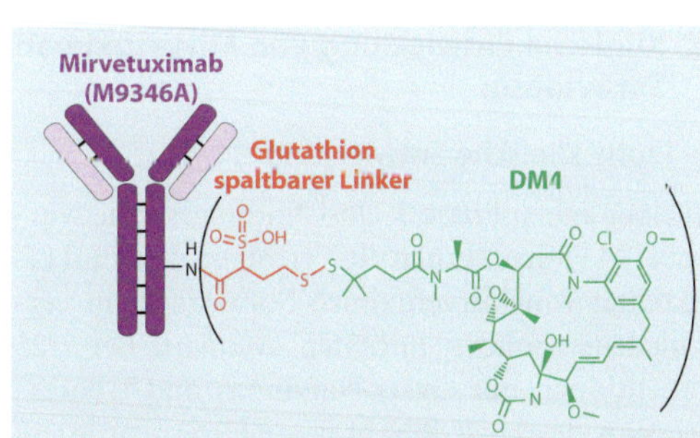

Abb. 4.1: Struktur von Mirvetuximab Soravtansin: Der monoklonale Antikörper (Mirvetuximab/M9346A) ist an Maytansinoid DM4 (Soravtansin) über eine Disulfidbrücke kovalent gebunden (mod. n. [10]).

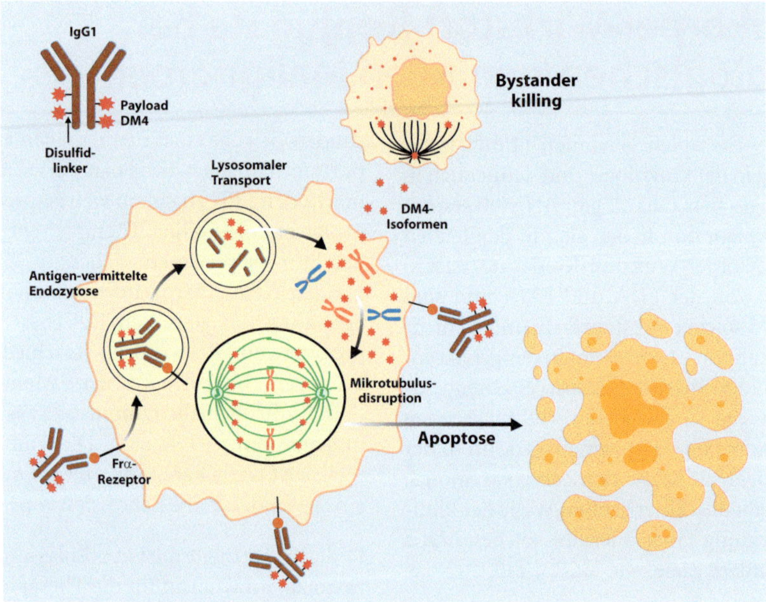

Abb. 4.2: Wirkungsmechanismus von Mirvetuximab Soravtansin: Aufnahme in die Zelle über Folatrezeptor alpha – lysosomaler Abbau von Antikörper und Freisetzung von DM4 – Antimitotische Wirkung von DM4 auf die Zelle – nach Apoptose der Zelle werden die DM4-Moleküle freigesetzt und schädigen die benachbarten Zellen (Bystander-Effekt) (mod. n. [12]).

Pro Anti-FRα-Antikörper-Molekül werden zwischen 1-7 DM4-Moleküle als Payload über den Linker gebunden; im Durchschnitt sind es 3 bis 4. Nach Freisetzung von DM4 in der Zelle wirkt es durch die Hemmung der Tubulinpolymerisation antimitotisch, was zum Zellzyklusarrest und zur Apoptose führt [12, 13]. Das zellmembranpermeable DM4 kann zurück in die extrazellulare Matrix gelangen und so eine Wirkung gegen benachbarte Zellen entfalten, die FRα nicht oder nur wenig exprimieren. Man spricht vom sogenannten Bystander-Effekt (☞ Abb. 4.2) [13].

Klinische Entwicklung von Mirvetuximab Soravtansin

Frühe klinische Entwicklung

In einer ersten Phase-I-Dosisfindungsstudie wurde bei 44 Patient*Innen die Verträglichkeit und Effektivität von Mirvetuximab Soravtansin in verschiedenen soliden Entitäten evaluiert. Bei 2/25 Patientinnen mit Ovarialkarzinom und Überexpression des Folat-Rezeptor α (FRα) wurde ein Ansprechen beobachtet, so dass in der Folge die Therapie in dieser Entität weiterentwickelt wurde. Die empfohlene Dosis für die Phase II waren 6 mg/kg KG (adjustiertes ideales Körpergewicht) [14]. Die Empfehlung zur Dosisberechnung mit Hilfe des adjustierten idealen Körpergewichts (adjusted ideal bodyweight, AIBW) wurde gegeben, um die Variabiiltät der „Peak Exposure" und Toxizität zu minimieren. In der Expansionskohorte der gleichen Studie wurden in der Folge 46 Patientinnen mit platinresistentem Ovarialkarzinom-Rezidiv und einer FRα-Expression des Tumors (Immunhistochemie ≥ 25 % der angefärbten Zellen mit einer Farbintensität ≥ 2+) eingeschlossen. Die Patientinnen wurden nach FRα-Positivität in der immunhistochemischen Analyse in low (25-49 % der angefärbten Tumorzellen mit einer Farbintensität ≥ 2+), intermediär (50-74 % der angefärbten Tumorzellen mit einer Farbintensität ≥ 2+) oder high (≥ 75 % der angefärbten Tumorzellen mit einer Farbintensität ≥ 2+) eingeteilt: Die Analyse des FRα erfolgte als qualitative Immunhistochemie mit dem Ventana Assay (VENTANA FOLR1 (FOLR1-2.1) RxDx Assay) [15]. Die Ansprechrate lag bei 26 % (12/46) (95 % Konfidenzintervall (KI): 14,3 41,1 %), davon eine Komplettremission und 11 partielle Remissionen. Auf Basis dieser Studie wurde zunächst die FORWARD-I- und dann die FORWARD-II-Studie (s.u.) geplant [14, 16].

Phase III und Zulassungsstudien

Die FORWARD-I-Studie war eine randomisierte, offene, Phase-III-Studie, in die Patientinnen mit platinresistentem epithelialen Ovarialkarzinom eingeschlossen wurden [17]. Die Tumoren der einzuschließenden Patientinnen mussten eine Überexpression von FRα aufweisen. Diese wurde allerdings, anders als zuvor in der Expansionskohorte der Phase-I-Studie, mit Hilfe des sogenannten „10x-Scoring" bestimmt, was eine Vereinfachung mit sich bringen sollte. In den geeigneten Tumoren musste bei ≤ 10-facher Vergrößerung in ≥50 % der Zellen eine positive FRα-Färbung nachweisbar sein. Die Studie verglich die Wirksamkeit von Mirvetuximab Soravtansin mit einer Standardmonochemotherapie. Der primäre Endpunkt der Studie war das progressionsfreie Überleben (PFS) in der intention-to-treat-Population (ITT) und in der FRα-high-Subgruppe. Als FRα-high wurden Tumoren mit ≥ 75 % positiven Tumorzellen in der Immunhistochemie bei ≤ 10-facher Vergrößerung (10x-Scoring) definiert. Zwischen Januar 2017 und April 2018 konnten 366 Patientinnen randomisiert werden. Die Randomisierung erfolgte im Verhältnis 2:1. 243 Patientinnen erhielten Mirvetuximab Soravtansin in der Dosierung von 6 mg/kg AIBW alle 3 Wochen und 109 Patientinnen eine Standardtherapie. Als Standardtherapie waren folgende Therapien möglich: Paclitaxel 80 mg/m² KOF, pegyliertes liposomales Doxorubicin (PLD) 40 mg/m² KOF, Topotecan 4 mg/m² KOF oder Topotecan 1,25 mg/m² KOF. Die mediane Dauer des Follow-Up betrug 12,5 Monate in beiden Armen.

In der finalen Analyse wurde der primäre Endpunkt, die Verbesserung des progressionsfreien Überlebens in der ITT-Population und der FRα-high-Subgruppe (HR 0,98; 95 % KI: 0,73-1,31; p=0,897), nicht erreicht. Das mediane PFS betrug 4,1 Monate in dem experimentellen Arm verglichen mit 4,4 Monaten im Standardarm (HR 0,98; 95 % KI: 0,73-1,31; p=0,897). Auch in der FRα-high-Subgruppe wurde kein statistisch signifikant verlängertes PFS im Vergleich zu der Kontrollgruppe beobachtet (median, 4,8 Monate versus 3,3 Monate; HR, 0,69, 95 % KI: 0,48-1,00; p=0,049). Analog zeigte sich auch kein Unterschied im Gesamtüberleben (OS).

In der FRα-high-Subgruppe wurde zwar numerisch ein längeres OS von 17.3 versus 12.0 Monaten beobachtet, jedoch ebenfalls ohne statistische Signifikanz. Die Therapie mit Mirvetuximab Soravtansin war in der FORWARD-I-Studie gut verträglich, Nebenwirkungen CTCAE ≥ Grad 3 wurden im experimentellen Arm seltener beobachtet als im Standardarm (25,1 % versus 44,0 %). Die häufigsten Nebenwirkungen unter Mitvetuximab Soravtansin waren Übelkeit (45,7 %), Verschwommensehen (42 %), Keratopathie (32,5 %), Diarrhoe (31,3 %) und Fatigue (28,8 %). Die okulären Nebenwirkungen führten insgesamt am häufigsten zu Dosisreduktionen.

Eine Neu-Bewertung der FRα-Expression in der FORWARD-I-Studie zeigte, dass die Evaluation der FRα-Expression mittels „10x-Scoring" offensichtlich keine optimale Methode zur Ermittlung des FRα-Status darstellt. In der initialen Phase-I-Studie wurden sowohl die Fläche der Färbung der Tumorzellen als auch die Färbeintensität für den FRα-Status herangezogen [18]. Ausschließlich Tumore mit einer Farbintensität von 2+ oder 3+ („PS 2+ Scoring") galten als positiv.

Eine explorative Analyse der FORWARD-I-Studie unter Anwendung des initialen PS2+ Scoring zeigte, dass 34 % der Patientinnen nach ursprünglichem PS 2+ Scoring aufgrund einer zu niedrigen FRα-Expression gar nicht in die FORWARD-I-Studie eingeschlossen worden wären. Die erneute Überlebensanalyse der FRα-high-Population (nach PS2+ Scoring) zeigte so auch ein „signifikant" verbessertes PFS.

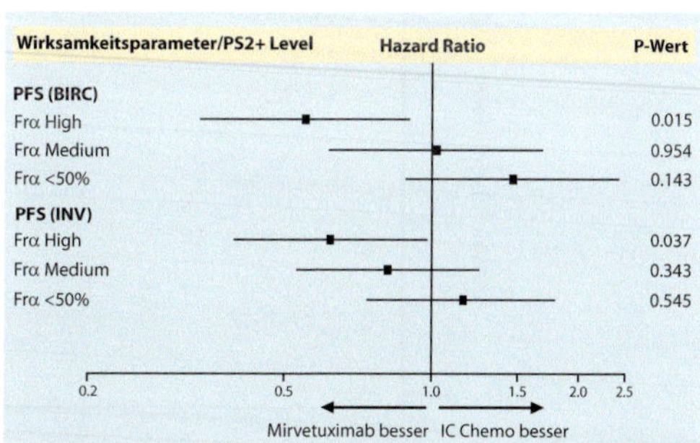

Abb. 4.3: Hazard Ratios (HR) für das progressionsfreie Überleben nach Neu-Bewertung der FRα-Expression mittels der PS2+ Scoring-Methode. Hier zeigt sich für Patientinnen mit FRα-Expression ein signifikanter PFS-Vorteil (mod. n. [15]).

Für die nachfolgend durchgeführten Studien SORAYA und MIRASOL wurde deshalb wieder das PS2+ Scoring verwendet.

Die SORAYA-Studie war eine einarmige Phase-II-Studie zur Prüfung der Wirksamkeit und Sicherheit von Mirvetuximab Soravtansin bei Patientinnen mit FRα-high (PS2+), platinresistentem, high-grade serösem Ovarialkarzinom [19]. Zudem mussten die Patientinnen zuvor eine Bevacizumab-Therapie erhalten haben, eine vorherige Therapie mit einem PARP-Inhibitor war erlaubt, allerdings keine Voraussetzung. Der primäre Endpunkt der Studie war die Objektive Ansprechrate (ORR), der sekundäre Endpunkt die Dauer des Ansprechens (DOR). Die Patientinnen erhielten Mirvetuximab Soravtansin 6 mg/kg AIBW alle 3 Wochen bis zum Krankheitsprogress oder dem Auftreten intolerabler Toxizität. Zwischen Juni 2020 und Mai 2021 wurden106 Patientinnen eingeschlossen. Die ORR betrug 32,4 %, womit der primäre Endpunkt der Studie erreicht wurde (95 % KI: 23,6-42,2; p<0,0001). Die mediane DOR lag bei 6,9 Monaten (95 % KI: 5,6-9,7). Das Ansprechen war unabhängig von der Anzahl und Art der Vortherapien. Das mediane PFS betrug 5,5 Monate (95 % KI: 3,8-6,9); das OS lag bei 13,8 Monaten (95 % KI:12,0-NR). Das Sicherheitsprofil war vergleichbar mit den Ergebnissen der FORWARD-I-Studie. Die Nebenwirkungen wurden bei 86 % der Patientinnen beobachtet. Die häufigsten Nebenwirkungen beinhalteten okuläre Beschwerden (52 % gesamt, davon Verschwommensehen 41 %; Keratopathie 29 %) sowie Übelkeit (29 %) [19]. Bei 11 % der Patientinnen musste aufgrund der okulären Nebenwirkungen-die Dosis reduziert und bei einer Patientin (<1 %) die Therapie abgebrochen werden. Auf der Basis dieser Daten wurde die Therapie mit Mirvetuximab von der FDA im Rahmen eines „accelerated-approval" zur Behandlung des in der SORAYA-Studie eingeschlossenen Patientinnenkollektivs zugelassen.

Letztlich musste die Wirksamkeit von Mirvetuximab Soravtansin aber noch in einer randomisierten Phase-III-Studie bestätigt werden. Die MIRASOL-Studie war eine randomisierte, offene-Phase III-Studie zur Untersuchung der Wirksamkeit von Mirvetuximab Soravtansin bei Patientinnen mit platinresistentem, FRα-high (PS2+),-high-grade epithelialen Ovarialkarzinom [20]. In dieser Studie wurde, ähnlich wie in FORWARD-I, die Wirksamkeit von Mirvetuximab Soravtansin im Vergleich zur Standardchemotherapie geprüft. Als Standardtherapie wurden Paclitaxel 80 mg/m^2 KOF qw, pegyliertes liposomales Doxorubicin (PLD) 40 mg/m^2 KOF q4w, Topotecan 4 mg/m^2 KOF (Tag 1, 8, 15 q4w) oder Topotecan 1,25 mg/m^2 KOF (Tag 1-5 q3w) verwendet. Der primäre Endpunkt der Studie war das PFS. Als sekundäre Endpunkte wurden das OS und die objektive Ansprechrate (ORR) definiert. Insgesamt wurden 453 Patientinnen 1:1 randomisiert. Das mediane PFS im experimentellen Arm war signifikant länger verglichen mit dem im Standardarm (5,62 Monate versus 3,98 Monate (HR 0,65; 95 %KI:0,54-0,81; p<0,0001; ☞ Abb. 4.4).

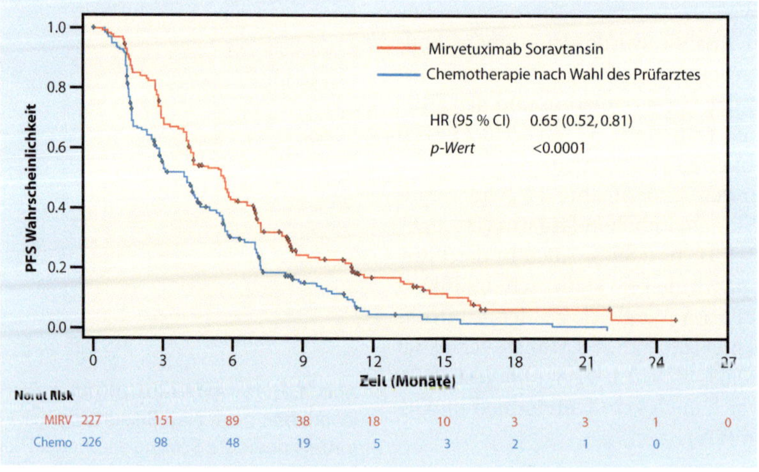

Abb. 4.4: Primärer Endpunkt progressionsfreies Überleben durch den Prüfarzt bestimmt in der MIRASOL-Studie.

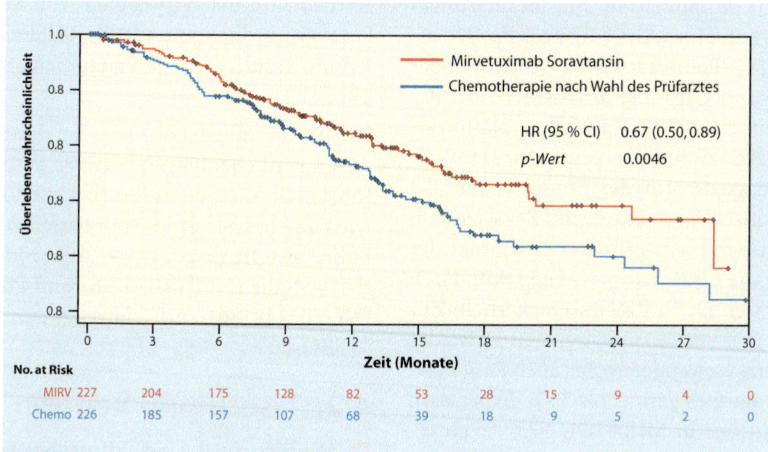

Abb. 4.5: Gesamtüberleben in der MIRASOL-Studie.

Das mediane OS war ebenfalls statistisch und klinisch signifikant verlängert (16,5 Monate versus 12,8 Monate; HR 0,67; 95 % KI:0,50- 0,89; p=0,0046; ☞ Abb. 4.5). Die ORR war mit 42 % im experimentellen Arm deutlich höher, verglichen mit 16 % im Standardarm (☞ Abb. 4.6). Ähnlich wie bei vorangegangenen Studien wurden vor allem gastrointestinale und okuläre Nebenwirkungen beobachtet (Übelkeit 27 %, Diarrhoe 29 %, Verschwommenes Sehen 41 %, Keratopathie 32 %, trockene Augen 28 %). Diese okulären Nebenwirkungen traten trotz einer prophylaktischen Prämedikation mit Kortikosteroid-haltigen sowie befeuchtenden Augentropfen auf. Bei 22 % der Patienten kam es einer überwiegend geringgradigen peripheren Neuropathie unter Mirvetuximab Soravtansin bedingt durch den zytotoxischen Payload des ADCs. In 9 % der Fälle im experimentellen Arm musste die Therapie aufgrund von Nebenwirkungen abgebrochen werden. Die Rate der nebenwirkungsbedingen Therapieabbrüche lag im Standardarm mit 15,9 % jedoch höher.

	MIRV (n=227)	Chemo (n=226)
ORR, n (%) [95% CI]	96 **(42)** [35.8, 49.0]	36 **(16)** [11.4, 21.4]
Bestes Gesamtansprechen, n (%)		
CR	12 **(5)**	0
PR	84 **(37)**	36 **(16)**
SD	86 (38)	91 (40)
PD	31 (14)	62 (27)
Nicht bewertbar	14 (6)	37 (16)

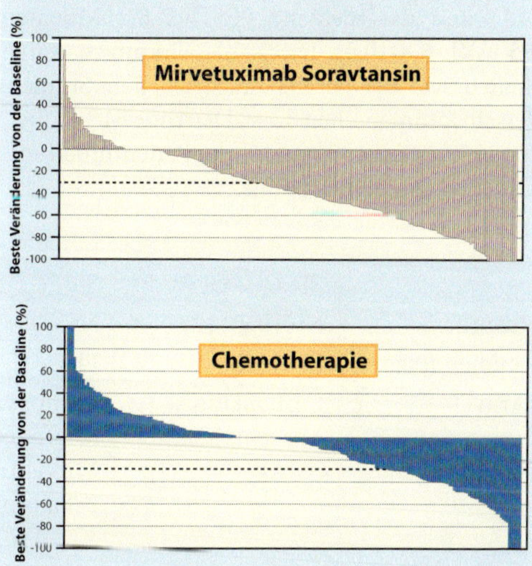

Abb. 4.6: Bestes Gesamtansprechen in der MIRASOL-Studie; oben tabellarisches Ansprechen, unten Waterfall-Plot.

▶ Weitere klinische Entwicklung von Mirvetuximab Soravtansin

In der FORWARD-II-Studie, einer Phase-Ib/II-Studie, wurde für die weitere Evaluation die Sicherheit und Verträglichkeit von Mirvetuximab

Soravtansin in Kombination mit Bevacizumab (ARM A)/Carboplatin (ARM B)/peg.-lip. Doxorubicin (ARM C)/Pembrolizumab (ARM D) oder Bevacizumab und Carboplatin (ARM E) bei Patientinnen mit einem FRα-positiven platinresistenten Ovarialkarzinom überprüft [16, 21]. Weiteres Einschlusskriterium der Studie waren 1-3 Vorlinien, inklusive Vortherapie mit Bevacizumab (vorbehandelt/naiv). Als primärer Endpunkt der Studie wurde die ORR definiert. Die sekundären Endpunkte waren DOR, PFS und Sicherheit. Zur Bestimmung der FRα-Expression wurde wieder das PS2-Scoring verwendet, wobei auch Patientinnen mit einer deutlich geringeren FRα-Expression (≥25 % anstatt wie in MIRASOL ≥75 %) eingeschlossen wurden. Die Kombination von Mirvetuximab Soravtansin mit Bevacizumab zeigte dabei in dem stark vorbehandelten Kollektiv mit auch geringerer FRα-Expression eine vielversprechende Effektivität. Die Ergebnisse im Behandlungs-Arm mit Mirvetuximab Soravtansin 6 mg/kg AIBW in Kombination mit Bevacizumab 15 mg/kg KG q3w zeigten eine ORR von 44 % (95 %KI: 33-54). Die mediane DOR lag bei 9,7 Monaten (95 % KI: 6,9-14,1) und das mediane PFS bei 8,2 Monaten (95 %KI: 6,8-10,0). Die Nebenwirkungen waren ähnlich wie bei bereits beschriebenen Studien: Verschwommensehen 57 %, Diarrhoe 54 %, Übelkeit 51 %, Fatigue 43 %. 34 % der Patientinnen entwickelten eine Keratopathie.

Aktuell wird die Wirksamkeit von Mirvetuximab Soravtansin in einem platinsensiblen Ovarialkarzinom-Rezidiv in weiteren Studien untersucht (☞ Tab. 4.1).

Die Wirksamkeit von weiteren FRα-gerichteten ADCs wird ebenfalls in weiteren aktuell durchgeführten Studien beim Ovarialkarzinom evaluiert, wie z.B. Phase-II-Studie mit Farletuzumab Ecteribulin (MORAb-202) (NCT05613088), Phase-II/III-Studie (NCT05870748) und Phase-I-Studie (NCT03748186) mit Luveltamab Tazevibulin (STRO-002).

4.2. Tisotumab Vedotin

Hintergrund und klinische Entwicklung von Tisotumab Vedotin

Tisotumab Vedotin (HuMax-TF-ADC oder TIVDAK®) ist das erste ADC, das an Tissue Factor (Gewebefaktor; TF) auf der Zelloberfläche bindet. Dabei handelt es sich um einen Zytokinrezeptor, der bei soliden Tumoren einschließlich dem Zervixkarzinom z.T. in hohen Mengen abnormal exprimiert wird und eine Schlüsselrolle in der tumorassoziierten Angiogenese sowie der Gerinnungskaskade einnimmt [22, 23]. TF wird von Tumorzellen exprimiert und stimuliert u.a. die Produktion von Interleukin-1 und VEGF, was zu einer Hyperkoagulabilität führt [24-26].

Payload von Tisotumab Vedotin ist der Mikrotubuli-Inhibitor Monomethylauristatin E (MMAE).

	PICCOLO-Studie	Studie 0420	MIROVA-Studie	GLORIOSA-Studie
Identifier	NCT05041257	NCT05456685	NCT04274426	NCT05445778
Studiendesign	Phase II	Phase II	Phase II	Phase III
Arm	Carboplatin + Mirvetuximab	Carboplatin + Mirvetuximab plus Mirvetuximab als Erhaltungstherapie	Carboplatin + Mirvetuximab vs Platin-basierte Chemotherapie	Platin-basierte Chemotherapie + Mirvetuximab und Bevacizumab vs Bevacizumab alleine (als Erhaltungstherapie)
Teilnehmer	79	114	136	418
FRα-Expression	High (≥ 75 %)	Positiv (≥ 25 %)	High (≥ 75 %)	High (≥ 75 %)
Primärer Endpunkt	ORR	ORR	PFS	PFS
Studienende	12/2024	12/2026	12/2023	04/2019

Tab. 4.1: Aktuelle Studien zu Mirvetuximab Soravtansin bei platinsensiblem Ovarialkarzinom (mod. n. [7]. ORR: objektive Ansprechrate, PFS: progressionsfreies Überleben.

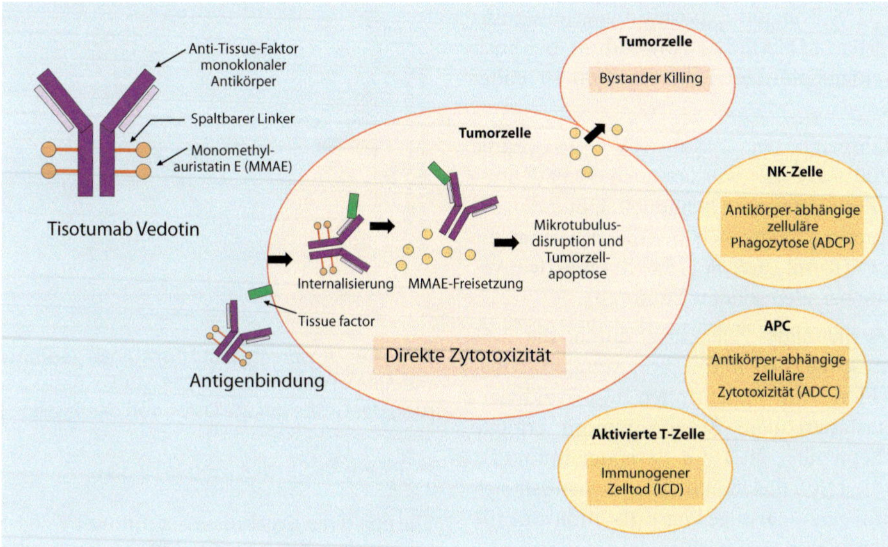

Abb. 4.7: Wirkmechanismen von Tisotumab Vedotin (mod. n. [27]).

Im Durchschnitt sind etwa vier Moleküle MMAE an jeden monoklonalen Antikörper gebunden (Drug-to-Antibody Ratio). MMAE bindet an Tubulin, stört die Mikrotubuli-Polymerisation und verursacht damit einen Zellzyklusstillstand in der G2/M-Phase und folglich die Apoptose. Bei der Bindung an TF-positive Tumorzellen wird das ADC internalisiert und unterliegt einem lysosomalen Abbau, dabei wird der Linker enzymatisch gespalten und MMAE innerhalb der Tumorzelle freigesetzt [27]. Dieses Prinzip zielt bekanntermaßen primär auf Tumorzellen ab und soll die Toxizität für normale Zellen reduzieren, allerdings ist MMAE ebenfalls ein zellpermeables Molekül, das in die Mikroumgebung des Tumors diffundieren kann und über einen Bystander-Effekt die Abtötung benachbarter Zellen bewirkt [22]. Darüber hinaus induziert Tisotumab Vedotin immunmodulatorische Aktivitäten durch Bindung an TF und FcγRIIIa auf benachbarten natürlichen Killerzellen bzw. Phagozyten (☞ Abb. 4.7) [27].

▶ Frühe klinische Entwicklung von Tisotumab Vedotin

Die pharmakokinetischen Eigenschaften von Tisotumab Vedotin wurden im Rahmen der innovaTV 201-Studie (Phase I-II, open-label, Dosiseskalation/-expansion bei Patient*Innen mit fortgeschrittenen oder metastasierten soliden Tumoren) ausführlich untersucht. Patient*Innen wurden mit Tisotumab Vedotin in Dosierungen zwischen 0,3 und 2,2 mg/kg alle 3 Wochen behandelt [22]. Die Exposition war dabei proportional zur Dosis. Die mittlere maximale Serumkonzentration bei einer Dosis von 2 mg/kg (zugelassene Dosierung) betrug 40,8 (± 8,1) µg/ml Tisotumab Vedotin und 5,9 (±4,2 µg/ml) unkonjugiertes MMAE. Die maximale Serumkonzentration wurde bei Tisotumab Vedotin gegen Ende der Infusion, für das unkonjugierte MMAE eine Woche nach der Infusion beobachtet. Eine Akkumulation zeigte sich nicht. Der Abbau von Tisotumab Vedotin erfolgt proteolytisch in Antikörper und unkonjugiertes MMAE [28, 29], das in der Leber weiter über CYP3A4 metabolisiert wird. Patientenspezifische Merkmale wie z.B. Alter, Geschlecht, Rasse oder ethnische Zugehörigkeit zeigten sich für die pharmakokinetischen Eigenschaften von Tisotumab Vedotin nicht klinisch relevant. Ebenso zeigten Patient*Innen mit leichter bis mittelschwerer Nierenfunktionsstörung (definiert als Kreatinin-Clearance nach Cockcroft-Gault 30 bis < 90 ml/min) keine erhöhte Exposition mit Tisotumab Vedotin bzw. unkonjugiertem MMAE. Daten zur Pharmakokinetik bei Patient*Innen mit schwerer Nierenfunktionsstörung (CrCl 15 bis < 30 ml/min) liegen nicht vor. Bei leichten Einschränkungen der Leberfunktion (definiert als Bilirubin von 1 bis 1,5 × Obergrenze des Normalwerts (ULN) und Aspartat-Aminotransferase (ASAT) < ULN oder Bilirubin ≤ ULN und ASAT > ULN) kam es zu einer um 37 % höheren Exposition gegenüber unkonjugiertem MMAE. Die Anwendung bei noch stärker eingeschränkter Leberfunktion ist daher kritisch.

Im Rahmen der innovaTV 201-Studie (NCT02001623) [22] wurden auch 34 Patientinnen mit Zervixkarzinom behandelt. Unter den soliden Tumoren zeigte sich bei dieser Entität die höchste ORR mit 26,5 % (15,6 % objektive Ansprechrate bei allen soliden Tumoren).

Eine beschleunigte Zulassung durch die US-amerikanische Lebensmittel- und Arzneimittelbehörde (FDA) für Patientinnen mit rezidiviertem/metastasierendem Zervixkarzinom erfolgte am 20. September 2021 auf Basis der innovaTV 204-Studie (NCT03438396) [23]. Es handelt sich hierbei um eine einarmige Phase-II-Studie mit 101 Patientinnen mit rezidivierendem oder metastasiertem Zervixkarzinom mit ≤2 vorherigen Therapielinien inklusive einer Kombinationschemotherapie +/- Bevacizumab-Erhaltungstherapie. Die Patientinnen erhielten 2 mg/kg Tisotumab Vedotin alle 3 Wochen i.v. bis zum Progress oder inakzeptabler Toxizität. Nach einer mittleren Nachbeobachtungszeit von 10 Monaten und im Mittel 6 Zyklen Tisotumab Vedotin zeigte sich eine ORR von 24 % mit sogar vollständiger Remission bei 7 % der Patientinnen. Subgruppenanalysen ergaben keine signifikanten Unterschiede zwischen einzelnen Gruppen (z.B. histologischer Typ, vorausgehende Radiochemotherapie, Anzahl bisheriger Therapielinien, frühere Anwendung von Bevacizumab etc.). Ebenso ergaben sich keine Hinweise für einen Einfluss der TF-Expression auf das Ansprechen, bei allerdings 96 % überexprimierenden Tumoren und recht kleiner Stichprobe. Die mittlere Dauer des Ansprechens lag bei 8,3 Monaten, das mittlere PFS und OS bei 4,2 bzw. 12,1 Monaten. Im historischen Vergleich zu anderen in dieser fortgeschrittenen Therapiesituation eingesetzten Monochemotherapien zeigte sich die Substanz damit deutlich vielversprechender.

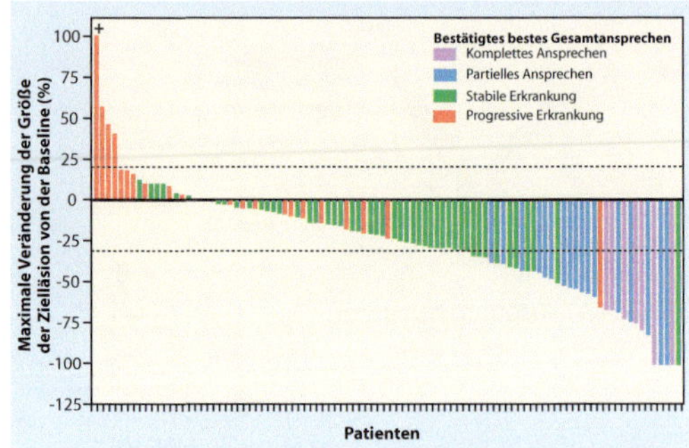

Abb. 4.8: Ansprechen auf Tisotumab Vedotin Monotherapie in der innovaTV 204-Studie. Beste Veränderung der Größe der Zielläsion von der Baseline [23].

▶ Phase-III-Studie: innovaTV 301

Die positiven Ergebnisse der innovaTV 204-Studie konnten in der folgenden Phase-III-Studie innovaTV 301 bestätigt werden [30]. Im Rahmen der Studie erhielten 502 Patentinnen mit rezidiviertem bzw. metastasiertem Zervixkarzinom und maximal 2 systemischen Vortherapien inklusive einer Taxan-haltigen Kombinationschemotherapie +/- Bevacizumab entweder Tisotumab Vedotin Mono (2,0 mg/kg q3w AIBW) oder eine Chemotherapie nach Wahl des Prüfarztes (Topotecan, Vinorelbin, Gemcitabin, Irinotecan oder Pemetrexed). Primärer Endpunkt war das Gesamtüberleben. 502 Patienten wurden randomisiert (Tisotumab Vedotin: 253; Chemotherapie: 249); 90 % der Patientinnen hatten eine metastasierte Erkrankung außerhalb des Beckens. 63,9 % der Patientinnen hatten zuvor eine Therapie mit Bevacizumab und 27,5 % mit einer Anti-PD-(L)1-Therapie erhalten. Hierzu ist anzumerken, dass es erst im Laufe der Durchführung der Studie zu einer Zulassung von Immun-Checkpoint-Inhibitoren (ICI) in der Therapie des rezidivierten/metastasierten Zervixkarzinoms kam, was den relativ geringen Anteil ICI-vorbehandelter Patientinnen mit unter 30 % erklärt. Patientinnen im Tisotumab-Vedotin-Arm zeigten ein signifikant längeres medianes Gesamtüberleben verglichen mit Patientinnen im Standardarm (11,5 Monate [95 %-KI, 9,8 bis 14,9] vs. 9,5 Monaten [95 %-KI, 7,9 bis 10,7]) und damit eine 30 %ige Reduktion des Risikos zu versterben (HR 0,70; 95 %-KI 0,54 bis 0,89; p=0,0038) (☞ Abb. 4.9). Das mediane PFS im Tisotumab-Vedotin-Arm betrug 4,2 Monate (95 %-KI: 4,0 bis 4,4) und 2,9 Monate (95 %-KI: 2,6 bis 3,1) im Kon-

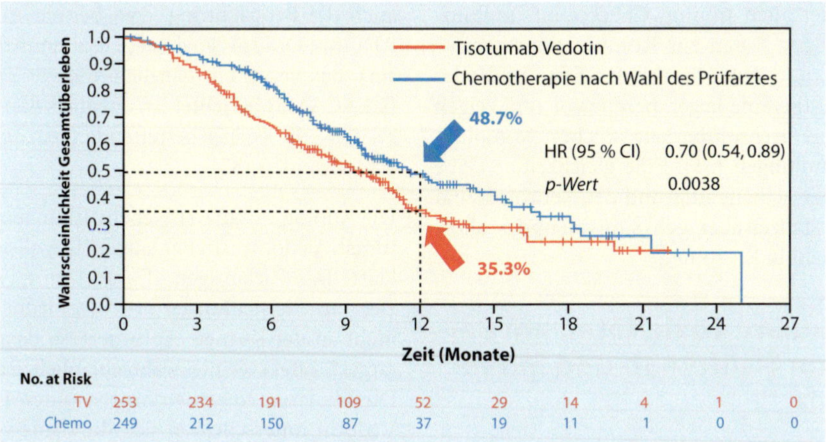

Abb. 4.9: Gesamtüberleben in der InnovaTV 301-Studie Tisotumab Vedotin vs. CTX nach Wahl des Prüfarztes.

trollarm (Hazard Ratio: 0,67 [95 %-KI: 0,54 bis 0,82]; p<0,0001). Die bestätigten ORR betrugen 17,8 % bzw. 5,2 % im Tisotumab- bzw. Kontroll-Arm (Odds Ratio: 4,0; 95 %-KI: 2,1 bis 7,6; p< 0,0001). Dies bestätigt erneut die mangelnde Wirksamkeit der bisher verwendeten Zweitlinientherapien und die Überlegenheit von Tisotumab Vedotin in dieser Situation. Allerdings bleibt anzumerken, dass bei weiterhin sehr eingeschränkter Prognose der medical need hoch ist und die Entwicklung weiterer Therapien dringend vorangetrieben werden muss. In den Subgruppenanalysen der innovaTV 301 zeigte sich kein Unterschied zwischen den verschiedenen Gruppen, insbesondere nicht bzgl. der Vortherapie mit Immuncheckpoint-Inhibitoren.

Bei fast allen Patientinnen trat mindestens ein behandlungsbedingtes unerwünschtes Ereignis auf (Tisotumab Vedotin: 98,4 % [Grad ≥3: 52,0 %]; Chemotherapie: 99,2 % [Grad ≥3: 62,3 %]). 14,8 % der Patientinnen brachen die Behandlung mit Tisotumab Vedotin aufgrund von Toxizität ab verglichen mit 3,8 % im Kontrollarm. Allerdings betrug die mediane Expositionsdauer 3,7 Monate im Tisotumab-Vedotin-Arm und 2,8 Monate im Chemotherapie-Arm.

Die häufigsten behandlungsbedingten unerwünschten Ereignisse jeglichen Grades, die in beiden Behandlungsarmen auftraten, waren Übelkeit (Tisotumab Vedotin: 33,2 % vs. Chemotherapie: 42,0 %), Konjunktivitis (31,2 % vs. 0,4 %) und Anämie (23,2 % vs. 52,3 %). Die häufigsten behandlungsbedingten unerwünschten Ereignisse ≥ Grad 3, die in beiden Behandlungsarmen auftraten, waren Anämie (Tisotumab Vedotin: 8,4 % vs. Chemotherapie: 27,6 %), Harnwegsinfektionen (4,4 % vs. 7,1 %) und Neutropenie (3,6 % vs. 13,4 %). Behandlungsbedingte schwerwiegende unerwünschte Ereignisse traten bei 32,8 % bzw. 39,3 % der Patientinnen im Tisotumab-Vedotin- bzw. Chemotherapie-Arm auf. Bei 4 bzw. 5 Patientinnen im Tisotumab-Vedotin- bzw. Chemotherapie-Arm traten tödliche Ereignisse aufgrund unerwünschter Ereignisse auf; 2 Todesfälle im Tisotumab-Vedotin-Arm und 1 Todesfall im Kontrollarm wurden als Therapie-bedingt eingestuft (u.a. ein Stevens-Johnson-Syndrom im Tisotumab-Arm). Als unerwünschte Ereignisse von besonderem Interesse wurden vorab okuläre Nebenwirkungen, periphere Neuropathie und Blutungsereignisse definiert. Augennebenwirkungen traten bei 52,8 % bzw. 6,3 % der Patientinnen im Tisotumab-Vedotin- bzw. Chemotherapie-Arm auf (Grad ≥3: 4,0 % und 0 %); eine periphere Neuropathie bei 38,4 % bzw. 4,2 % (Grad ≥3: 5,6 % und 0,4 %); und Blutungsereignisse bei 42,0 % und 14,2 % (Grad ≥3: 2,4 % und 2,9 %). Hierbei handelte es sich in den meisten Fällen um Nasenbluten leichten Grades. Insgesamt wurden keine unerwünschten Ereignisse Grad 5 von besonderem Interesse und keine Ereignisse okulärer Toxizität oder peripherer Neuropathie des Grad 4 beobachtet. Die Lebensqualität zeigte sich zwischen den beiden Armen nicht signifikant unterschiedlich.

Zukünftig wird die Frage sein, ob es eine Rolle für Tisotumab Vedotin in früheren Therapielinien z.B. in Kombination mit Carboplatin +/- Bevacizumab oder auch Immun-Checkpoint-Inhibitoren gibt. Erste Daten zur Kombinationstherapie mit den o.g. Substanzen in der Erst- und/oder Zweitlinientherapie liegen bereits vor und zeigen eine gute Durchführbarkeit solcher Kombinationsbehandlungen [31]. Eine gleichzeitige Gabe mit Taxanen scheint aufgrund der Neurotoxizität beider Substanzen aber nicht sinnvoll und ist aktuell auch nicht in Erprobung.

4.3. Okuläre Toxizitäten am Beispiel von Tisotumab und Mirvetuximab

Die Augen betreffende Nebenwirkungen stellen in der gynäkologischen Onkologie mit der Einführung von Mirvetuxmab Soravtansin und Tisotumab Vedotin eine neue Herausforderung dar. Ein Verständnis der Ätiologie und gute Kenntnisse des Managements in einem interdisziplinären Team sind Grundvoraussetzung für den erfolgreichen Einsatz dieser ADCs.

Okuläre Nebenwirkungen umfassen prinzipiell Konjunktivitiden, verschwommenes Sehen, Photosensitivität, Keratopathien/Keratitiden, Retinopathien und Optikusneuropathien [32]; sie können bis zum Verlust des Sehvermögens führen. Die unterschiedlichen Ausprägungsformen sind dabei abhängig von der Klasse des Zytostatikums bzw. des ADCs. Nebenwirkungen an den Augen durch zielgerichtete Therapien bzw. ADCs können einerseits durch sog. „on-target“ Effekte bedingt sein, da die Zielmoleküle auch auf Zellstrukturen der Augen vorhanden sein können, wie z.B. bei MEK- und HSP90-Inhibitoren der Fall [5]. Bei den sog. „off-target“ Effekten, bei denen keine Zielstrukturen an den entsprechenden Zellen vorhanden sind, ist die Ätiologie bisher weniger nachvollziehbar. Allerdings scheinen diese ADC-Nebenwirkungen weniger Antikörper/Rezeptor- als Payload-bedingt zu sein [33]. Dies lässt sich daraus ableiten, dass z.B. das Zielantigen für Mirvetuximab Soravtansin (Folat-Rezeptor α) in der Kornea nicht bzw. minimalst exprimiert ist [5], für die zytotoxischen Payloads, wie z.B. Maytansinoid DM4 (Derivat von Maytansine-4) und den Auristatin-Metaboliten MMAF (monomethylauristatin-F), Nebenwirkungen wie verschwommenes Sehen durch Keratopathie und mikrozystische korneale Veränderungen jedoch beschrieben sind [34]. Dazu passt auch die Beobachtung, dass bei einem weiteren ADC mit DM4 als Payload (Tusamitamab Ravtansin), das gegen ein gänzlich anderes Zielantigen (CEACAM5) gerichtet ist, ebenfalls häufig okuläre, meist die Kornea betreffende Toxizitäten beobachtet werden [35].

Die Ätiologie okulärer Nebenwirkungen für Tisotumab Vedotin ist ebenfalls nicht vollständig geklärt. Das Zielantigen, Tissue factor (TF), wird zwar an Zielstrukturen im Auge, jedoch speziell nicht an der Kornea exprimiert, so dass ein „on-target“ Effekt wenig wahrscheinlich ist [36-38]. Die okularen Nebenwirkungen unter Tisotumab Vedotin unterscheiden sich durchaus von denen unter Mirvetuximab. Für Tisotumab sind entzündliche Veränderungen bekannt und in seltenen Fällen sind auch schwere und bleibende Veränderungen beschrieben, die z.B: eine Hornhauttransplantation erforderlich machten. Inflammation ist für okuläre Nebenwirkungen durch Mirvetuximab untypisch und die Veränderungen sind in aller Regel selbstlimitierend

Neben Antikörper/Rezeptor- bzw. Payload-bedingten Ursachen für okuläre Nebenwirkungen wird auch der Linker des ADCs als zusätzlicher Risikofaktor für okuläre Nebenwirkungen diskutiert; gerade wenn dieser sehr stabil ist und es dadurch zu einer verlängerten Retention des ADCs in der Zirkulation kommen kann [5]. Einer der „off-target“ Prozesse, die zu einer Aufnahme des ADC in die Hornhaut führen kann, ist die unspezifische und nicht rezeptorvermittelte Mikropinozytose [5, 39]. Das aktuelle ophthalmologische Modell geht davon aus, dass die Hornhautschädigung peripher beginnt, nachdem die ADCs über die vaskularisierte Limbusregion in die Hornhaut gelangen, gefolgt von der Internalisierung und Anreicherung der zytotoxischen Substanzen in sogenannten „transient amplifying cells“. Diese geschädigten Vorläuferzellen wandern zentripetal und stellen dann als mikrozystische Ablagerungen das pathomorphologische Bild der klinischen Nebenwirkungen dar [39].

Einteilung okulärer Toxizitäten in Schweregrade

Die okulären Toxizitäten wurden in den vorliegenden Studien entsprechend den gültigen CTCAE graduiert. Die Graduierung okulärer Toxizitäten ist in Tab. 4.2 entsprechend der aktuell gültigen Version CTCAE v5.0 dargestellt.

Häufigkeit okulärer Toxizitäten

Die Häufigkeit und Intensität okulärer Toxozitäten ist abhängig von der Dosierung und dem zusätzlichen prophylaktischen Management sowohl bei Tisotumab Vedotin als auch bei Mirvetuximab Soravtansin. In der Phase-I/II-innovaTV 201-Studie mit Tisotumab Vedotin wurden, nachdem bei 80 % der ersten 15 behandelten Patientinnen Konjunktividen Grad 1-2 beobachtet wurden, prophylaktische Maßnahmen wie befeuchtende und steroidhaltige Augentropfen und lokale Kühlung zur Minimierung dieser Nebenwirkungen in das Protokoll aufgenommen. Daraufhin reduzierte sich die Häufigkeit der okulären Nebenwirkungen bei den weiteren 40 behandelten Patientinnen auf 28 % [38]. Bei einer Patientin trat eine schwere ulzerierende Keratitis auf, die eine Hornhauttransplantation erforderlich machte. In den weiteren Studien mit Tisotumab Vedotin traten okuläre Toxizitäten Grad 1-2 in 51-58 % auf, schwergradige Nebenwirkungen (≥ Grad3) waren mit 2-3 % jedoch selten. Wurde TV allerdings in Kombinationen, wie z.B. mit Pembrolizumab oder Carboplatin, eingesetzt, wurden stärkergradige Nebenwirkungen in bis zu 9 % der behandelten Patientinnen beobachtet. In Tab. 4.3 sind die wichtigsten Aspekte zu okulären Toxizitäten von Tisotumab Vedotin zusammengefasst.

Unter Mirvetuximab Soravtansin wurden bei 40-56 % der Patientinnen okuläre Nebenwirkungen berichtet, auch abhängig von weiteren Kombinationspartnern, wie z.B. Bevacizumab, wo graduell mehr okuläre Nebenwirkungen berichtet wurden. Die durchschnittliche Dauer bis zum Auftreten der okulären Nebenwirkungen beträgt ca. 6 Wochen nach Therapiebeginn. Grad ≥ 3 Nebenwirkungen wurden in der MIRASOL-Studie mit Mirvetuximab Soravtansin als Monotherapie bei ca. 20 % der Patientinnen berichtet, wobei v.a. verschwommenes Sehen und Keratopathie (8-9 %) als schwerwiegende Probleme berichtet wurden.

In Tab. 4.4 sind die wichtigsten Aspekte zu okulären Toxizitäten unter Mirvetuximab Soravtansin zusammengefasst.

Prophylaxe, Therapie und Management okulärer Toxizitäten

Aufgrund der schon früh in der klinischen Entwicklung aufgefallen häufigen okulären Nebenwirkungen von Mirvetuximab Soravtansin und Tisotumab Vedotin wurden Patientinnen mit bestimmten Augenerkrankungen aus den Studien ausgeschlossen. Für Studien mit Tisotumab Vedotin galt dies u.a. für aktive Hornhauterkrankung, Erkrankungen, die für vernarbende Konjunktivitiden prädisponieren (Wagner-Syndrom, atopische Keratokonjunktivitis, Autoimmunerkrankungen, welche das Auge betreffen, okuläres Steven-Johnson-Syndrom, toxisch epidermale Nekrolyse, muzinöses Pemphigoid und Z.n. Hornhauttransplantation).

Darüber hinaus wurden alle Patientinnen angewiesen, während der Behandlungsphase keine Kontaktlinsen zu tragen. Dieser Aspekt ist auch für den klinischen Alltag von Bedeutung.

Für Studien mit Mirvetuximab Soravtansin waren bzw. sind Patientinnen ausgeschlossen mit aktiven oder chronischen krankhaften Zuständen an der Kornea (z.B. Sjörgen-Syndrom), behandlungsbedürftiger Fuchs' kornealer Dystrophie, Z.n. Hornhauttransplantation, Herpes-assoziierter Keratitis sowie anderen behandlungsbedürftigen Augenerkrankungen, wie unkontrolliertem Glaukom, feuchter, altersassoziierter Makulardegeneration, die eine intravitreale Therapie erfordert, Papillenödem und/oder einseitigem Sehen.

In den bisherigen Studien wurden jeweils vor Beginn der Therapie und z.T. unter der Therapie (abhängig vom spezifischen Studienprotokoll) augenärztliche Untersuchungen durchgeführt, bei welchen der Visus beurteilt wird und eine Spaltlampenuntersuchung erfolgt. Unter den unten angegebenen online verfügbaren Dokumenten finden sich auch hilfreiche Evaluationsbögen für die augenärztliche Untersuchung.

Spezifische prophylaktische Maßnahmen für die Therapie mit Mirvetuximab Soravtansin

Die spezifischen prophylaktischen Maßnahmen sind von dem Hersteller publiziert und online abrufbar (www.elaherehcp.com/eye-care). In der deutschen Fachinformation (Stand: November 2024) ist vor Einleitung der Therapie mit Mirvetuximab Soravtansin und wenn bei einer Patientin vor der nächsten Dosis neue oder sich verschlechternde Augensymptome auftreten eine augenärztliche Untersuchung einschließlich der Bestimmung der Sehschärfe und einer Spaltlampenuntersuchung vorgesehen. Bei Patientinnen mit Nebenwirkungen am Auge ≥ Grad 2 sind minde-

CTCAE	Grad 1	Grad 2	Grad 3	Grad 4
Verschwommenes Sehen Def.: Störung, die durch undeutliches Sehen oder unscharfe Bilder charakterisiert ist.	Milde Symptomatik Keine Intervention notwendig	Symptomatisch; moderate Reduktion des Visus (bester korrigierter Visus 20/40 und > 3 Linien oder weniger Reduktion des Visus von Baseline); eingeschränkte mitwirkende ATL	Symptomatisch; erhebliche Reduktion des Visus (bester korrigierter Visus < 20/40 und ≥ 3 Linien Reduktion des Visus von Baseline); eingeschränkte Selbstfürsorge bei Aktivitäten der ATL	Bester korrigierter Visus des betroffenen Auges ≤ 20/200
Hornhautulzeration Def.: Eine Störung, die durch den Verlust des epithelialen Gewebes an der Oberfläche der Kornea charakterisiert ist. Es ist assoziiert mit Entzündungszellen in der Kornea und der vorderen Augenkammer.			Hornhautulzeration des betroffenen Auges ohne Perforation	Hornhautulzeration des betroffenen Auges mit Perforation
Trockenes Auge Def.: Eine Störung, die durch Trockenheit der Kornea und der Konjunktiva charakterisiert ist.	Asymptomatisch; klinische, oder diagnostische Beobachtung ausreichend; Symptomverbesserung durch Lubrikanzien	Symptomatisch; moderate Reduktion des Visus (bester korrigierter Visus 20/40 und > 3 Linien oder weniger Reduktion des Visus von Baseline)	Symptomatisch; erhebliche Reduktion des Visus (bester korrigierter Visus < 20/40 und ≥ 3 Linien Reduktion des Visus von Baseline); eingeschränkte Selbstfürsorge bei ATL	
Keratitis Def.: Störung, die durch die Entzündung der Kornea charakterisiert ist.	Asymptomatisch ; klinische, oder diagnostische Beobachtung ausreichend; keine Intervention notwendig	Symptomatisch; moderate Reduktion des Visus (bester korrigierter Visus 20/40 und > 3 Linien oder weniger Reduktion des Visus von Baseline)	Symptomatisch; erhebliche Reduktion des Visus (bester korrigierter Visus < 20/40 und ≥ 3 Linien Reduktion des Visus von Baseline); eingeschränkte Selbstfürsorge bei ATL	Hornhautperforation des betroffenen Auges; bester korrigierter Visus des betroffenen Auges ≤ 20/200
Photophobie Def.: Störung, die durch Furcht und Vermeidung von Licht charakterisiert ist.	Symptomatisch, ohne Einschränkung der ATL	Einschränkungen der mitwirkenden ATL	Eingeschränkte Selbstfürsorge bei ATL	
Konjuktivitis Def.: Störung, die durch Entzündung, Schwellung und Rötung der Konjunktiva des betroffenen Auges charakterisiert ist.	Asymptomatisch, oder milde Symptome, keine Intervention notwendig	Symptomatisch; moderate Reduktion des Visus (bester korrigierter Visus 20/40 und > 3 Linien oder weniger Reduktion des Visus von Baseline)	Symptomatisch; erhebliche Reduktion des Visus (bester korrigierter Visus < 20/40 und ≥ 3 Linien Reduktion des Visus von Baseline); eingeschränkte Selbstfürsorge bei ATL	Bester korrigierter Visus des betroffenen Auges ≤ 20/200

Tab. 4.2: Graduierung okulärerToxizität (mod. n. Common Terminology Criteria for Adverse Events (CTCAE) Version 5.0, Published: November 27, 2017). ATL: Aktivitäten täglichen Lebens. Snellen-Sehprobe: 20/40 (metrisch 6/12) bedeutet, dass der kleinste Buchstabe, den ein Normalsichtiger in 40 Fuß (12 m) Entfernung lesen kann, auf 20 Fuß (6 m) angenähert werden muss, damit der Patient ihn erkennen kann.

Tisotumab Vedotin				
Studie	innovaTV 201	innovaTV 204	innovaTV 205/ ENGOT Cx8/ GOG 3024	innovaTV 301/ ENGOT-cx12/ GOG-3057
Pat mit TV behandelt	N=55	N=101	N=101, N=68 Kombi mit Pembrolizumab, N=33 Kombi mit Carboplatin	N=253
Studienphase	I/II	II	II	III
Therapiekombination	Monotherapie	Monotherapie	In Kombination mit Carboplatin oder Pembrolizumab	Monotherapie vs. Standardchemo
Evaluation nach CTCAE	v4.03	v5.0	n.b.	v5.0
Generelle Augentoxizität alle Grade ≥ Grad 3	 36 (65 %) 1 (2 %)	 54 (53 %) 	 51-58 % 3-9 %	 50,4 % 3,2 %
Konjunktivitis alle Grade ≥ Grad 3	 23 (42 %) 1 (2 %)	 26 (26 %) 2 %	 26-42 % 3 %	 30,4 % 0
Trockenes Auge Alle Grade ≥ Grad 3	 13 (24 %) 0	 23 (23 %) 0	 26-42 % 4,5 %	 13,2 % 0
Ulzerierende Keratitis Alle Grade ≥ Grad 3	 4 (7 %) 0	 2 (2 %) 2 (2 %)		
Lidrandentzündung Alle Grade ≥ Grad 3	 3 (5 %) 0			 4,4 % 0
Keratitis Alle Grade ≥ Grad 3	 3 (5 %) 0	 11 (11 %) 0		 15,6 % 2 %
Zeit bis zum Auftreten der NW (Monate)		1,4		
Zeit bis zum Ende der NW (Monate)		0,7		

Tab. 4.3: Häufigkeit okulärer Nebenwirkungen unter Tisotumab Vedotin in den bisher publizierten Studien; n.b. nicht berichtet; die Studien innovaTV 205 Cx8 und innovaTV 301/ENGOT-cx12 bisher ausschließlich als Kongresspräsentation, ohne vollständige Angaben.

stens in jedem zweiten Zyklus und wie klinisch angezeigt zusätzliche Augenuntersuchungen durchzuführen, bis sie abgeklungen oder zum Ausgangswert zurückgekehrt sind. Zur weiteren Vermeidung von Toxizität sollte die Dosisberechnung mit Hilfe des adjustierten idealen Körpergewichts erfolgen.

Als prophylaktische Maßnahmen werden sowohl lokal-hygienische Maßnahmen als auch ein Tropfplan angewendet.

Zu den lokal-hygienischen Maßnahmen zählen:

- der Verzicht auf Kontaktlinsen,
- die Anwendung Konservierungsmittel-freier befeuchtender Augentropfen,
- die Reinigung der Außenregion des Auges bzw. des Lidrandes mit warmen Kompressen sowie
- das Tragen einer Sonnenbrille bei Tageslicht.

Im Tropfplan ist die Anwendung von steroidhaltigen Augentropfen (z.B. Dexamethason 1 mg/ml oder Prednisolon 10 mg/ml) vorgesehen, wobei das Erst- und dann ggf. auch die Folgerezepte erst

Mirvetuximab Soravtansin					
Studie	NCT01609556	FORWARD I	SORAYA	MIRASOL	FORWARD II
Pat mit MIRV behandelt	N=44	N=243	N=105	N=227	N=126
Studienphase	I	III	II	III	Ib/II
Therapiekombination*	Monotherapie	Monotherapie	Monotherapie	Monotherapie	MIRV + Bevacizumab
Evaluation nach CTCAE	v4.0	v5.0	v5.0	v5.0	v4.03
Generelle Augentoxizität alle Grade ≥ Grad 3	 17 (38,6 %) 1 (2 %)	 n.b.	 55 (52,0 %)	 ~40 % ~20 %	 ~56 %
Konjunktivitis alle Grade ≥ Grad 3					
Trockenes Auge Alle Grade ≥ Grad 3		 63 (25,9 %) 3 (1,2 %)	 26 (25 %) 2 (2 %)	 28 % 3 %	 38 (30 %) 3 (2 %)
Ulzerierende Keratitis Alle Grade ≥ Grad 3					
Lidrandentzündung Alle Grade ≥ Grad 3					
Keratopathie Alle Grade ≥ Grad 3	 7 (15,9 %)	 79 (32,5 %) 3 (1,2 %)	 31 (29 %) 9 (9 %)	 32 % 9 %	 43 (34 %) 0
Verschwommendes Sehen Alle Grade ≥ Grad 3	 10 (22,7 %)	 102 (42,0 %) 6 (2,5 %)		 41 % 8 %	 71 (56 %) 1 (1 %)
Visusreduktion Alle Grade ≥ Grad 3		 47 (19,3 %) n.b.			
Photophobie Alle Grade ≥ Grad 3			 14 (13 %) 0		
Zeit bis zum Auftreten der NW (Monate)			1,3/ 1,5		

Tab. 4.4: Häufigkeit okulärer Nebenwirkungen unter Mirvetuximab Soravtansin in den bisher publizierten Studien; *In Bezug zur berichteten MIRV Toxizität; n.b. nicht berichtet.

nach Spaltlampenuntersuchung ausgestellt werden sollten.

- Einen Tag vor bis zum 4. Tag nach der Therapieapplikation sollten die steroidhaltigen Augentropfen 6x/Tag angewendet werden.
- Zwischen Tag 5 und 8 sollten die steroidhaltigen Augentropfen 4x/Tag angewendet werden.
- Konservierungsmittel-freie befeuchtende Augentropfen sollten 4x/Tag angewendet werden bzw. bei Bedarf. Diese sollten erst 10 Minuten nach Anwendung der steroidhaltigen Augentropfen appliziert werden.

Abweichend von diesen US-amerikanischen Empfehlungen sieht die aktuelle deutsche Fachinformation die Applikation von steroidhaltigen Augentropfen nur als Therapie bzw. Sekundärprophylaxe bei Patientinnen, bei denen bei der Spaltlampenuntersuchung Anzeichen von Nebenwirkungen an der Hornhaut ≥ Grad 2 (Keratopathie) festgestellt wurden, vor. Dann sollte für die nachfolgenden Zyklen eine sekundäre Prophylaxe mit topischen Steroiden (Augentropfen) durchgeführt werden, es sei denn, der Augenarzt der Patientin entscheidet, dass die Risiken den Nutzen einer solchen Therapie überwiegen.

Da sich diese Empfehlungen international unterscheiden und einem Wandel unterliegen können, wird hier auf die jeweils aktuell gültige Fachinformation verwiesen.

Die Augen sollten während der Therapieapplikation mit Kühlpads bedeckt sein. Je nach Infusionsdauer müssen die Pads unter der Therapie alle 20-30 Minuten ausgetauscht werden, um eine suffiziente Kühlung zu gewährleisten.

▶ Spezifische prophylaktische Maßnahmen für die Therapie mit Tisotumab Vedotin

Auch hier sind die spezifischen prophylaktischen Maßnahmen vom Hersteller publiziert und online abrufbar (https://www.tivdakhcp.com/eye-care/). Zusammengefasst sollte vor Beginn der Therapie und aktuell noch vor jedem Zyklus eine ophthalmologische Untersuchung erfolgen bzw. zusätzlich, wenn dies klinisch indiziert ist.

Am Tag der Therapie sollten ca. 10 Minuten vor Beginn der Applikation des Tisotumab neben den steroidhaltigen Augentropfen vasokonstriktorische Augentropfen genutzt werden.

Darüber hinaus sollen die Augen während der 30-minütigen Therapieapplikation mit Kühlpacks bedeckt sein.

Letztere sollten regelmäßig getauscht werden, so dass diese immer kalt sind und für insgesamt 60 Minuten auf den Augen liegen.

Nach Ende der Therapie sollten noch am selben Tag 2x steroidhaltige Augentropfen genutzt werden sowie an Tag 2-3 nach der Therapie 3x täglich. Befeuchtende Augentropfen sollten regelmäßig bis 30 Tage nach Absetzen des Tisotumab weitergegeben werden.

Management okulärer Toxizitäten

▶ Mirvetuximab Soravtansin (aus der FDA-Zulassung)

Bei dem Auftreten okulärer Nebenwirkungen soll eine augenärztliche Vorstellung erfolgen. Sollten Toxizitäten ≥ Grad 3 auftreten, sollte die Behandlung bis zu 6 Wochen nach Applikation der letzten Therapiegabe pausiert und bei Verbesserung auf ≤Grad1 dosisreduziert, wie in der Tab. 4.5 dargestellt, fortgesetzt werden. Details in Tab. 4.6.

Dosislevel 0	6 mg/kg AIBW
Dosislevel -1	5 mg/kg AIBW
Dosislevel -2	4 mg/kg AIBW

Tab. 4.5: Dosisstufen Mirvetuximab Soravtansin. AIBW: Adjusted Ideal Body Weight/adjustiertes ideales Körpergewicht.

Schweregrad	Dosismodifikation
Keratitis	
Nicht-konfluierende oberflächliche Keratitis	Weiteres Beobachten
konfluierende oberflächliche Keratitis, ein Hornhautdefekt, oder 3 Linien oder mehr Verlust des besten korrigierten Visus.	Pause bis besser oder nicht mehr nachweislich, Dosisreduktion erwägen.
Hornhautulzeration oder Stromatrübung oder bester korrigierter Visus ≤ 20/200	Pause bis besser oder nicht mehr nachweislich, dann Dosisreduktion um eine Stufe.
Hornhautperforation	Absetzen
Uveitis	
Grad 1: vereinzelte Zellen in der vorderen Kammer	Weiteres Beobachten
Grad 2: 1-2 Zellen oder Flimmern in der vorderen Kammer	Pause bis Grad 1, dann mit gleicher Dosis weiter
Grad 3: ≥ 3 Zellen oder Flimmern in der vorderen Kammer	Pause bis Grad 1, dann Dosisreduktion um eine Stufe.

Tab. 4.6: Dosisreduktion von Mirvetuximab Soravtansin bei okulären Nebenwirkungen laut FDA-Zulassung.

▶ Tisotumab Vedotin (aus der FDA-Zulassung)

Bei dem Auftreten okulärer Nebenwirkungen sollte eine augenärztliche Vorstellung erfolgen. Eine Dosisreduktion erfolgt nach den u.g. Vorgaben (☞ Tab. 4.7). Details in Tab. 4.8.

Dosislevel 0	2,0 mg/kg KG
Dosislevel -1	1,3 mg/kg KG
Dosislevel -2	0,9 mg/kg KG

Tab. 4.7: Dosisstufen Tisotumab Vedotin. KG: Körpergewicht.

Schweregrad	Dosismodifikation
Konjunktivitis	
Grad 1	Pause bis besser, keine Dosismodifikation
Grad 2, erstes Auftreten	Pause bis ≤Grad 1, keine Dosismodifikation
Grad 2, zweites Auftreten	Wenn innerhalb von 6 Wochen nach Beginn Toxizität ≤Grad 1 → Dosisreduktion um eine Stufe. Wenn nicht innerhalb von 6 Wochen ≤Grad 1 → Absetzen der Behandlung Pause bis ≤Grad 1
Grad 2, drittes Auftreten	Absetzen der Behandlung
≥ Grad 3	Absetzen der Behandlung
Keratitis	
Grad 1	Pause bis besser, keine Dosismodifikation
Grad 2, erstes Auftreten	Pause bis ≤Grad 1, dann Dosisreduktion um eine Stufe.
Grad 2, zweites Auftreten	Pause bis ≤Grad 1, dann Dosisreduktion um eine weitere Stufe.
Grad 2, drittes Auftreten	Absetzen der Behandlung
≥ Grad 3	Absetzen der Behandlung
Ulzerierende Konjuktivitis	
Jeglicher Grad	Pause bis Grad 1, dann Dosisreduktion um eine Stufe.
Jedes weitere Auftreten	Absetzen der Behandlung

Tab. 4.8: Dosisreduktion von Tisotumab Vedotin bei okulären Nebenwirkungen laut FDA-Zulassung.

4.4. Klinische Entwicklung weiterer ADCs in der gynäkologischen Onkologie

■ Trastuzumab Deruxtecan

Neben dem Mammakarzinom (☞ Kap. 3.2.) findet sich auch bei vielen anderen Tumoren eine HER2 Expression [40]. Trastuzumab Deruxtecan (T-DXd) ist ein ADC, das aus dem anti-HER2 (human epidermal growth factor receptor 2)-Antikörper Trastuzumab, einem spaltbaren Tetrapeptid-basierten Linker und einem Topoisomerase-I-Inhibitor als toxischen Payload besteht. Anders als die monoklonalen Antikörper Trastuzumab und Pertuzumab und auch das ADC der 2. Generation, Trastuzumab Emtansin, zeigte T-DXd beim Mammakarzinom nicht nur beim HER-neu-positiven Subtyp (HER2 3+ oder 2+ & ISH positiv), bei dem HER2 einen entscheidenden onkogenen Treiber darstellt, sondern auch bei einer geringeren HER2-Expression (HER2 1+ oder 2+ & ISH negativ), welche als HER2-low bezeichnet wird, eine bestechende Wirksamkeit gegenüber den entsprechenden Vergleichstherapien [41, 42]. Auch beim HER2-überexprimierenden Magenkarzinom war die Therapie mit T-DXd effektiver als die Therapie mit Chemotherapie [43]. Beim HER2-mutierten nicht-kleinzelligen Bronchialkarzinom zeigte T-DXd hohe Ansprechraten verbunden mit einer langanhaltenden Dauer des Ansprechens [44]. Aufgrund der verbreiteten HER2-neu (Über-)Expression und der Effektivität bei verschiedenen soliden Tumoren wurde die DESTINY-PanTumor02-Phase-II-Studie durchgeführt. In DESTINY-PanTumor02 wurden 267Patient*Innen mit Endometrium-, Zervix-, Ovarial-, Blasen-, Gallenblasen-, Pankreas- und anderen Karzinomen eingeschlossen, deren Tumoren eine HER2-neu-Expression von 2+ oder 3+ in der Immunhistologie aufwiesen [45]. Die HER-2-Expression wurde immunhistochemisch mit Hilfe der Auswertung für das Magenkarzinom ("Gastric Scoring") bestimmt. Die Patient*Innen mussten ≥ 1 Therapielinie erhalten und keine weitere Standardtherapieoption zur Verfügung haben. Behandelt wurde mit 5,4 mg/kg T-DXd alle 3 Wochen. Der primäre Studienendpunkt war die ORR. In die drei Gruppen mit gynäko-onkologischen Tumoren wurden jeweils 40 Patientinnen eingeschlossen, welche im Median 2 Vortherapien erhalten hatten. Die Ge-

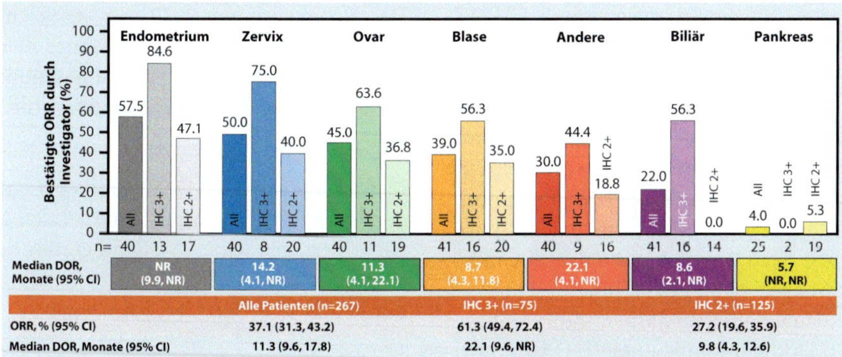

Abb. 4.10: Ansprechraten der verschiedenen Kohorten in der DESTINY-PanTumor02-Studie (mod. n. [45]).

samtansprechrate bei Patientinnen mit Endometrium-, Zervix-, und Ovarialkarzinom lag bei 57,5 %, 50,0 % und 45,0 % (☞ Abb. 4.10). Bei einer HER2-IHC von 3+ lag die Ansprechrate in allen drei Kohorten mehr als 30 % über der Ansprechrate von Patientinnen mit einer 2+ IHC. Bei Patientinnen mit Endometriumkarzinom wurde bei 8 (20 %) eine Komplettremission (CR) und bei 15 (37,5 %) eine Partialremission (PR) beobachtet, bei Patientinnen mit Zervixkarzinom trat bei 2 (5 %) eine CR und bei 18 (45,5 %) eine PR ein; bei Patientinnen mit Ovarialkarzinom war bei 4 (10 %) eine CR und bei 14 (35,0 %) eine PR nachweisbar. Das mediane PFS, als einer der sekundären Endpunkte, war bei den Patientinnen mit gynäkologischen Erkrankungen und IHC3+ länger als bei den Patientinnen mit IHC2+ (☞ Abb. 4.11).

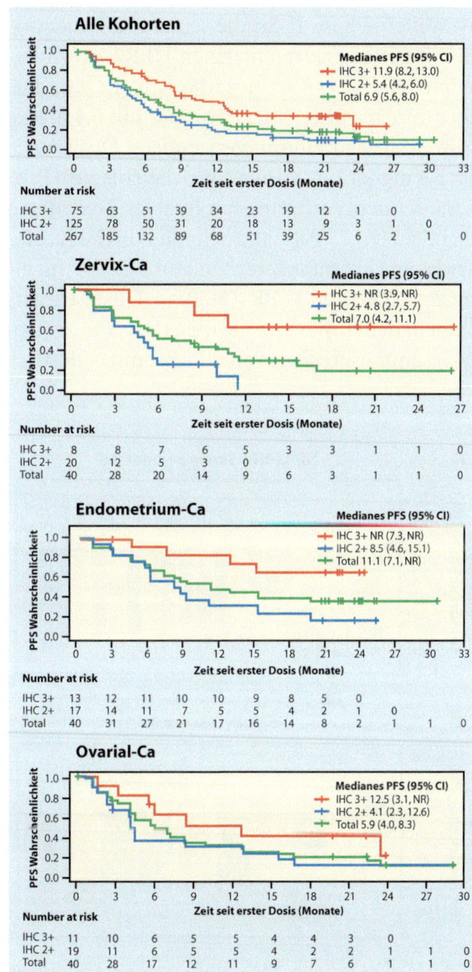

Abb. 4.11: Progressions-freies Überleben in der DESTINY-PanTumor02-Studie nach HER2-IHC-Status, für die Gesamtpopulation und getrennt für Patientinnen mit Endometriumkarzinom, Zervixkarzinom und Ovarialkarzinom (mod. n. [45]).

Die häufigsten Nebenwirkungen waren Übelkeit (55,1 %), Anämie (27,7 %), Diarrhoe (25,8 %), Erbrechen (24,7 %) und Fatigue (24,7 %). Schwerwiegende Nebenwirkungen (≥ Grad 3) waren bei 40,8 % nachweisbar, wobei die häufigsten Neutropenie (10,9 %) und Anämie (10,9 %) waren. Eine interstitielle Lungenerkrankung bzw. Pneumonitis trat bei 28 (10,5 %) Patient*Innen auf (Grad 1, n=7 [2,6 %]; Grad 2, n=17 [6,4 %] und Grad 3, n=1 (0,4 %)), wobei 3 Patient*innen (1,1 %) im Zusammenhang damit verstarben. Zum Management der ILD/Pneumonitis unter T-DXd vergleiche Kap. 3.1.2..

Eine weitere Phase-II-Studie schloss 32 Patientinnen mit metastasierten uterinen HER2-exprimierenden (≥IHC1+) Karzinosarkomen ein [46]. Die Patientinnen wurden hier entweder mit 6,4 mg/kg (beim Magenkarzinom verwendete Dosierung) oder 5,4 mg/kg T-DXd alle 3 Wochen bis zum Progress oder dem Auftreten intolerabler Toxizitäten behandelt. Die 22 Patientinnen mit HER2IHC ≥2+ zeigten ein Gesamtansprechen von 54,5 %, mit einer CR (4,5 %) und 11 PRs (50,0 %). Die 10 Patientinnen in der HER2-low-Gruppe (IHC1+) zeigten ein Gesamtansprechen von 70,0 %, mit 7PRs.

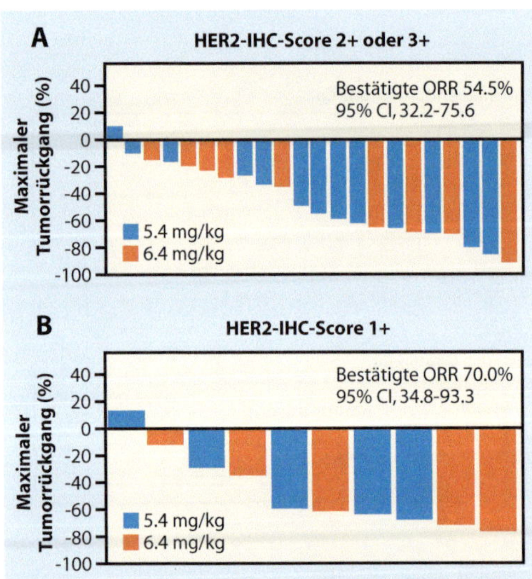

Abb. 4.12: Bestes Ansprechen gemessen an der besten Veränderung des Tumordurchmessers von der Baseline in der STATICE-Studie bei Patientinnen mit uterinen Karzinosarkomen. **A:** Patientinnen mit einem HER2-IHC-Score von 2+ oder 3+; **B:** Patientinnen mit einer HER2-IHC von 1+.

Das Nebenwirkungsprofil war vergleichbar dem oben beschriebenen, wobei allerdings eine interstitielle Lungenerkrankung bzw. Pneumonitis bei 9 Patientinnen (27,9 %) beobachtet wurde (Grad 1-2, n=8; Grad 3, n=1).

Inzwischen wurde T-DXd bereits bei Patient*Innen mit HER2-3-fach-positiven soliden Tumoren nach Versagen einer Systemtherapie durch die amerikanische Arznei- und Nahrungsmittelbehörde (FDA) in den USA zugelassen.

Raludotatug Deruxtecan (R-DXd)

Cadherin-6 (CDH6), ein Mitglied der Cadherin-Familie, ist ein Transmembranprotein, das an der Zell-Zell-Adhäsion, der Organentwicklung und dem epithelialen-mesenchymalen Transition beteiligt ist. Cadherin-6 wird bei verschiedenen Tumorentitäten, darunter auch beim Ovarialkarzinom überexprimiert [47]. Raludotatug Deruxtecan (R-DXd; DS-6000a) ist ein ADC, bestehend aus einem humanisierten Anti-CDH6-Immunglobulin G1-monoklonalen Antikörper, einem enzymatisch spaltbaren Peptidlinker und dem Topoisomerase-I-Inhibitor Deruxtecan. In einer multizentrischen Phase-I-Studie bei Probanden mit fortgeschrittenem Nierenzell- und Ovarialkarzinom wurde in einer Dosis-Eskalationsphase die maximal tolerable Dosis von R-DXd bei 8 mg/kg festgelegt. In der Expansionsphase zur weiteren Untersuchung der Sicherheit und Verträglichkeit sowie der Wirksamkeit von R-DXd wurde bei 45 Patientinnen mit Ovarialkarzinom 1 CR und 17 PR festgestellt, was einer ORR von 48,6 % entspricht [48].

In einer aktuell laufenden Phase-II/III-Studie (ENGOT-ov77/GOG-3096) soll im Phase-II-Teil bei Patientinnen mit platinresistentem Ovarialkarzinom die optimale Dosierung von R-DXd definiert werden, die auf Grundlage der DS6000-A-U101-Studie ausgewählt wurden: 4,8 mg/kg, 5,6 mg/kg und 6,4 mg/kg (Q3W). Im Phase-III-Teil dieser Studie sollen dann etwa 450 Probanden in einem Verhältnis von 1:1 zu entweder R-DXd oder eine Chemotherapie nach Wahl des Prüfers (Paclitaxel, PLD, Topotecan oder Gemcitabin) randomisiert werden. Patientinnen müssen high-grade Karzinome aufweisen, mindestens eine, aber nicht mehr als drei Vortherapielinien erhalten haben und eine messbare Läsion aufweisen, von der auch eine Biopsie vor Therapiebeginn genommen werden kann.

Luveltamab Tazevibulin (STRO-002)

Luveltamab Tazevibulin ist ein ADC, der FOLR1-spezifisch und selektiv bindet. Nach Internalisierung und proteolytischer Spaltung in Lysosomen wird der Hauptmetabolit (SC209), der 3-Amino phenylhemiasterlin enthält, freigesetzt. SC209 hemmt die Tubulinpolymerisation, was wiederum zu mitotischem Stillstand und Zelltod führt. Das Besondere an diesem anti-FolRα ADC ist, dass die Konjugation des Linkers und Payloads an den Antikörper hier nicht zufällig, sondern gezielt an spezifischen Aminosäureresten des Antiköpers erfolgt, was sich positiv auf die Eigenschaften auswirken soll. Es handelt sich außerdem um einen sehr stabilen Linker. In der Phase-I-Studie STRO-002-GM1 (NCT 03748186) wurden Patientinnen mit nicht-Platin-geeignetem Rezidiv eingeschlossen [49]. Eine FolRα-Überexpression im Tumor war für die Teilnahme an der Studie nicht erforderlich, wurde aber retrospektiv in Archivgewebe mit dem FOLR1 IHC-Assay (Ventana Medical Systems) analysiert. Das TPS-Scoring bewertete den Prozentsatz der Zellen mit beliebiger Expressionsintensität. Tumoren mit TPS >25 % wurden für die weitere Analyse ausgewählt. 44 Patienten wurden in die Studie aufgenommen (23 Patienten bei 4,3 mg/kg und 21 Patienten bei 5,2 mg/kg). Die ORR lag bei 37,5 % (31,3 % in der 4,4 mg/kg Kohorte und 43,8 % in der 5,2 mg/kg Kohorte). Zu den häufigsten unerwünschten Ereignissen ≥ Grad 3 gehörten Neutropenie (70,5 %), Arthralgie (18,2 %) und Anämie (13,6 %). Bei jeweils 1 Patientin in jeder Dosisstufe trat eine febrile Neutropenie auf. Eine Patientin mit Grad-4-Neutropenie verstarb an einer Sepsis. In der Phase-II/III-REFRaME-O1-Studie (ENGOT-ov79 / GEICO 134-O) (NCT05870748) wird Luveltamab Tazevibulin (STRO-002) gegen Chemotherapie nach Prüfarztentscheidung bei Patientinnen mit nicht-Platin-geeignetem Ovarialkarzinomrezidiv, welche Folatrezeptor alpha (FOLR1) exprimieren, untersucht.

In die aktuell startende REFRaME-O1-Studie (NCT05870748) werden Patientinnen eingeschlossen, welche high-grade seröse Karzinome aufweisen und in der zentralen Testung mit dem VENTANA FOLR1 (FOLR1-2.1) CDx Assay eine Überexpression des Folatrezeptor alpha aufweisen müssen (PS2+ Scoring ≥75%). Patientinnen müssen bereits mit Bevacizumab behandelt worden sein und eine messbare Läsion aufweisen. Eine vorherige Therapie mit ADCs, die gegen Folatrezeptor alpha gerichtet sind, ist nicht erlaubt.

Datopotamab Deruxtecan (Dato-DXd)

Das "Trophoblast cell surface antigen 2" (TROP-2) ist ein transmembranöses Glykoprotein, welches auf verschiedensten epithelialen Tumoren stark exprimiert wird und welches mit einer schlechten Prognose assoziiert ist. Datopotamab Deruxtecan (Dato-DXd, DS-1062a) besteht aus einem rekombinanten, humanisierten anti-TROP-2-IgG1-Antikörper, welcher mit dem Topo-I-Inhibitor (DXd) verbunden ist. Der Tetrapeptid-basierte Linker wird enzymatisch gespalten und gibt DXd nach Proteolyse u.a. des lysosomalen Enzyms Cathepsin frei [50]. In einer Dosisfindungsstudie der Phase I wurden 210 Patient*Innen mit metastasiertem nicht-kleinzelligen Bronchialkarzinom behandelt [51]. Die mediane Anzahl vorheriger Therapielinien lag bei 3 und die meisten Patient*Innen waren im Vorfeld mit Platin und Checkpointinhibitoren behandelt worden. Die maximal verträgliche Dosis betrug 8 mg/kg einmal alle drei Wochen; die empfohlene Dosis für die weitere Entwicklung war 6 mg/kg einmal alle drei Wochen. Bei den Patient*Innen, die 6 mg/kg erhielten (n = 50), betrugen die mediane Studiendauer einschließlich Nachbeobachtung und die mediane Exposition 13,3 bzw. 3,5 Monate. Die häufigsten Nebenwirkungen beliebigen Grades waren Übelkeit (64 %), Stomatitis (60 %) und Alopezie (42 %). Nebenwirkungen Grade ≥3 traten bei 54 % Patient*Innen auf. Eine interstitielle Lungenerkrankung, die als arzneimittelbedingt eingestuft wurde (Grad 2, n=2; Grad 4; n=1), trat bei drei von 50 Patient*Innen (6 %) auf. Die Ansprechrate lag bei 26 % und die mediane Dauer des Ansprechens betrug 10,5 Monate; das mediane PFS und das OS lagen bei 6,9 Monaten bzw. 11,4 Monaten. Das Ansprechen erfolgte unabhängig von der TROP-2-Expression. Aufgrund dieser Daten wurden dann weitere Studien beim Mammakarzinom, Bronchialkarzinom und Basket-Studien mit unterschiedlichen Tumorentitäten initiiert. Die TROPION-PanTumor03 ist eine multizentrische Phase-II-Studie, in der Dato-DXd als Monotherapie und als Kombinationstherapie bei verschiedenen metastasierten soliden Tumorentitäten evaluiert wird (NCT05489211).

TORL-1-23-MAb

Ein weiteres vielversprechendes Zielmolekül ist Claudin 6 (CLDN6). CLDN6 ist ein Transmembranprotein der tight junctions und ist wichtig für die Zelladhäsion. CLDN6 wird bei vielen Tumoren hoch exprimiert, bei geringer oder keiner Expression auf normalem Gewebe. TORL-1-23 ADC ist ein vollständig humanisierter IgG1 (TORL-1-23-MAb) Antikörper, der mit einem „cathepsin hydrolysable dipeptide VC"-linker an MMAE gebunden ist. TORL-1-23 bindet CLDN6 mit hoher Affinität und Spezifität und wird schnell Internalisiert. Der MMAE-Payload zerstört das Mikrotubuli-Netzwerk, welches zu einem Zellzyklus-Arrest und Apoptose führt. In einer Phase-I-Studie wurden 48 Patient*Innen mit soliden Tumoren und IHC-Nachweis von Claudin 6 mit TORL-1-23 behandelt. Dosis-limitierende Toxizitäten (v.a. hämatologische) wurden bei einer Dosis von 3,0 mg/kg KG beobachtet. Ein Ansprechen im Sinne einer Partialremisson wurde bei 11/36 (31 %) beobachtet, bei Patientinnen mit platin-resistentem/refraktärem Ovarialkarzinom bei 13/32 (40,6 %) [52].

Literatur

1. Choi, S. W. and J. B. Mason (2000). "Folate and carcinogenesis: an integrated scheme." J Nutr 130(2): 129-132.

2. Nawaz, F. Z. and E. T. Kipreos (2022). "Emerging roles for folate receptor FOLR1 in signaling and cancer." Trends Endocrinol Metab 33(3): 159-174.

3. Gonzalez, T., M. Muminovic, O. Nano and M. Vulfovich (2024). "Folate Receptor Alpha-A Novel Approach to Cancer Therapy." Int J Mol Sci 25(2).

4. Scaranti, M., E. Cojocaru, S. Banerjee and U. Banerji (2020). "Exploiting the folate receptor alpha in oncology." Nat Rev Clin Oncol 17(6): 349-359.

5. Matulonis, U. A., M. J. Birrer, D. M. O'Malley, K. N. Moore, J. Konner, L. Gilbert, L. P. Martin, T. M. Bauer, A. M. Oza, K. Malek, J. Pinkas and S. K. Kim (2019). "Evaluation of Prophylactic Corticosteroid Eye Drop Use in the Management of Corneal Abnormalities Induced by the Antibody-Drug Conjugate Mirvetuximab Soravtansine." Clin Cancer Res 25(6): 1727-1736.

6. Bax, H. J., J. Chauhan, C. Stavraka, A. Santaolalla, G. Osborn, A. Khiabany, M. Grandits, J. Lopez-Abente, L. Palhares, C. Chan Wah Hak, A. Robinson, A. Pope, N. Woodman, C. Naceur-Lombardelli, S. Malas, J. E. M. Coumbe, M. Nakamura, R. Laddach, S. Mele, S. Crescioli, A. M. Black, S. Lombardi, S. Canevari, M. Figini, A. Sayasneh, S. Tsoka, K. FitzGerald, C. Gillett, S. Pinder, M. Van Hemelrijck, R. Kristeleit, S. Ghosh, A. Montes, J. Spicer, S. N. Karagiannis and D. H. Josephs (2023). "Folate receptor alpha in ovarian cancer tissue and patient serum is associated with disease burden and treatment outcomes." Br J Cancer 128(2): 342-353.

7. Bogani, G., R. L. Coleman, I. Vergote, T. van Gorp, I. Ray-Coquard, A. Oaknin, U. Matulonis, D. O'Malley, F. Raspagliesi, G. Scambia and B. J. Monk (2024). "Mirvetuximab soravtansine-gynx: first antibody/antigen-drug conjugate (ADC) in advanced or recurrent ovarian cancer." Int J Gynecol Cancer 34(4): 469-477.

8. Dilawari, A., M. Shah, G. Ison, H. Gittleman, M. H. Fiero, A. Shah, S. S. Hamed, J. Qiu, J. Yu, W. Manheng, T. K. Ricks, R. Pragani, A. Arudchandran, P. Patel, S. Zaman, A. Roy, S. Kalavar, S. Ghosh, W. F. Pierce, N. A. Rahman, S. Tang, B. D. Mixter, P. G. Kluetz, R. Pazdur and L. Amiri-Kordestani (2023). "FDA Approval Summary: Mirvetuximab Soravtansine-Gynx for FRalpha-Positive, Platinum-Resistant Ovarian Cancer." Clin Cancer Res 29(19): 3835-3840.

9. Karpel, H. C., S. S. Powell and B. Pothuri (2023). "Antibody-Drug Conjugates in Gynecologic Cancer." Am Soc Clin Oncol Educ Book 43: e390772.

10. de la Torre, B. G. and F. Albericio (2023). "The Pharmaceutical Industry in 2022: An Analysis of FDA Drug Approvals from the Perspective of Molecules." Molecules 28(3).

11. Zafar, S., M. Armaghan, K. Khan, N. Hassan, J. Sharifi-Rad, S. Habtemariam, M. Kieliszek, M. Butnariu, I. C. Bagiu, R. V. Bagiu and W. C. Cho (2023). "New insights into the anticancer therapeutic potential of maytansine and its derivatives." Biomed Pharmacother 165: 115039.

12. Gonzalez-Ochoa, E., A. C. Veneziani and A. M. Oza (2023). "Mirvetuximab Soravtansine in Platinum-Resistant Ovarian Cancer." Clin Med Insights Oncol 17: 11795549231187264.

13. Samantasinghar, A., N. P. Sunildutt, F. Ahmed, A. M. Soomro, A. R. C. Salih, P. Parihar, F. H. Memon, K. H. Kim, I. S. Kang and K. H. Choi (2023). "A comprehensive review of key factors affecting the efficacy of antibody drug conjugate." Biomed Pharmacother 161: 114408.

14. Moore, K. N., H. Borghaei, D. M. O'Malley, W. Jeong, S. M. Seward, T. M. Bauer, R. P. Perez, U. A. Matulonis, K. L. Running, X. Zhang, J. F. Ponte, R. Ruiz-Soto and M. J. Birrer (2017a). "Phase 1 dose-escalation study of mirvetuximab soravtansine (IMGN853), a folate receptor alpha-targeting antibody-drug conjugate, in patients with solid tumors." Cancer 123(16): 3080-3087.

15. Moore, K. N., L. P. Martin, D. M. O'Malley, U. A. Matulonis, J. A. Konner, R. P. Perez, T. M. Bauer, R. Ruiz-

Soto and M. J. Birrer (2017b). "Safety and Activity of Mirvetuximab Soravtansine (IMGN853), a Folate Receptor Alpha-Targeting Antibody-Drug Conjugate, in Platinum-Resistant Ovarian, Fallopian Tube, or Primary Peritoneal Cancer: A Phase I Expansion Study." J Clin Oncol 35(10): 1112-1118.

16. Gilbert, L., A. Oaknin, U. A. Matulonis, G. M. Mantia-Smaldone, P. C. Lim, C. M. Castro, D. Provencher, S. Memarzadeh, M. Method, J. Wang, K. N. Moore and D. M. O'Malley (2023). "Safety and efficacy of mirvetuximab soravtansine, a folate receptor alpha (FRalpha)-targeting antibody-drug conjugate (ADC), in combination with bevacizumab in patients with platinum-resistant ovarian cancer." Gynecol Oncol 170: 241-247.

17. Moore, K. N., I. Vergote, A. Oaknin, N. Colombo, S. Banerjee, A. Oza, P. Pautier, K. Malek and M. J. Birrer (2018). "FORWARD I: a Phase III study of mirvetuximab soravtansine versus chemotherapy in platinum-resistant ovarian cancer." Future Oncol 14(17): 1669-1678.

18. Martin, L. P., J. A. Konner, K. N. Moore, S. M. Seward, U. A. Matulonis, R. P. Perez, Y. Su, A. Berkenblit, R. Ruiz-Soto and M. J. Birrer (2017). "Characterization of folate receptor alpha (FRalpha) expression in archival tumor and biopsy samples from relapsed epithelial ovarian cancer patients: A phase I expansion study of the FRalpha-targeting antibody-drug conjugate mirvetuximab soravtansine." Gynecol Oncol 147(2): 402-407.

19. Matulonis, U. A., D. Lorusso, A. Oaknin, S. Pignata, A. Dean, H. Denys, N. Colombo, T. Van Gorp, J. A. Konner, M. R. Marin, P. Harter, C. G. Murphy, J. Wang, E. Noble, B. Esteves, M. Method and R. L. Coleman (2023). "Efficacy and Safety of Mirvetuximab Soravtansine in Patients With Platinum-Resistant Ovarian Cancer With High Folate Receptor Alpha Expression: Results From the SORAYA Study." J Clin Oncol 41(13): 2436-2445.

20. Moore, K. N., A. Angelergues, G. E. Konecny, Y. Garcia, S. Banerjee, D. Lorusso, J. Y. Lee, J. W. Moroney, N. Colombo, A. Roszak, J. Tromp, T. Myers, J. W. Lee, M. Beiner, C. M. Cosgrove, D. Cibula, L. P. Martin, R. Sabatier, J. Buscema, P. Estevez-Garcia, L. Coffman, S. Nicum, L. R. Duska, S. Pignata, F. Galvez, Y. Wang, M. Method, A. Berkenblit, D. Bello Roufai, T. Van Gorp, P. Gy necologic Oncology Group and G. the European Network of Gynaecological Oncological Trial (2023). "Mirvetuximab Soravtansine in FRalpha-Positive, Platinum-Resistant Ovarian Cancer." N Engl J Med 389(23): 2162-2174.

21. O'Malley, D. M., U. A. Matulonis, M. J. Birrer, C. M. Castro, L. Gilbert, I. Vergote, L. P. Martin, G. M. Mantia-Smaldone, A. G. Martin, R. Bratos, R. T. Penson, K. Malek and K. N. Moore (2020). "Phase Ib study of mirvetuximab soravtansine, a folate receptor alpha (FRalpha)-targeting antibody-drug conjugate (ADC), in combination with bevacizumab in patients with platinum-resistant ovarian cancer." Gynecol Oncol 157(2): 379-385.

22. de Bono, J. S., N. Concin, D. S. Hong, F. C. Thistlethwaite, J. P. Machiels, H. T. Arkenau, R. Plummer, R. H. Jones, D. Nielsen, K. Windfeld, S. Ghatta, B. M. Slomovitz, J. F. Spicer, J. Yachnin, J. E. Ang, P. M. Mau-Sorensen, M. D. Forster, D. Collins, E. Dean, R. A. Rangwala and U. Lassen (2019). "Tisotumab vedotin in patients with advanced or metastatic solid tumours (InnovaTV 201): a first-in-human, multicentre, phase 1-2 trial." Lancet Oncol 20(3): 383-393.

23. Coleman, R. L., D. Lorusso, C. Gennigens, A. Gonzalez-Martin, L. Randall, D. Cibula, B. Lund, L. Woelber, S. Pignata, F. Forget, A. Redondo, S. D. Vindelov, M. Chen, J. R. Harris, M. Smith, L. V. Nicacio, M. S. L. Teng, A. Laenen, R. Rangwala, L. Manso, M. Mirza, B. J. Monk, I. Vergote and T. V. G. O. G. E.-c. C. innova (2021). "Efficacy and safety of tisotumab vedotin in previously treated recurrent or metastatic cervical cancer (innovaTV 204/GOG-3023/ENGOT-cx6): a multicentre, open-label, single-arm, phase 2 study." Lancet Oncol 22(5): 609-619.

24. Rickles, F. R., M. Shoji and K. Abe (2001). "The role of the hemostatic system in tumor growth, metastasis, and angiogenesis: tissue factor is a bifunctional molecule capable of inducing both fibrin deposition and angiogenesis in cancer." Int J Hematol 73(2): 145-150.

25. Yu, Y. J., X. D. Hou and Y. M. Li (2014). "Effect of tissue factor knockdown on the growth, invasion, chemoresistance and apoptosis of human gastric cancer cells." Exp Ther Med 7(5): 1376-1382.

26. Zhao, X., C. Cheng, J. Gou, T. Yi, Y. Qian, X. Du and X. Zhao (2018b). "Expression of tissue factor in human cervical carcinoma tissue." Exp Ther Med 16(5): 4075-4081.

27. Luu, K., A. Chu and B. Chang (2023). "A review of the novel tissue factor antibody-drug conjugate: Tisotumab vedotin." J Oncol Pharm Pract 29(2): 441-449.

28. Li, C., C. Zhang, Z. Li, D. Samineni, D. Lu, B. Wang, S. C. Chen, R. Zhang, P. Agarwal, B. M. Fine and S. Girish (2020). "Clinical pharmacology of vc-MMAE antibody-drug conjugates in cancer patients: learning from eight first-in-human Phase 1 studies." MAbs 12(1): 1699768.

29. Markham, A. (2021). "Tisotumab Vedotin: First Approval." Drugs 81(18): 2141-2147.

30. Vergote, I, A. González-Martín, K. Fujiwara, E. Kalbacher, A. Bagaméri, S. Ghamande, J. Y. Lee, S. Banerjee, F. C. Maluf, D. Lorusso, K. Yonemori, E. Van Nieuwenhuysen, L. Manso, L. Woelber, A. Westermann, A. Covens, K. Hasegawa, B. G. Kim, M. Raimondo, M. Bjurberg, F. M. Cruz, A. Angelergues, D. Cibula, L. Barraclough, A. Oaknin, C. Gennigens, L. Nicacio, M. S. L.

Teng, E. Whalley, I. Soumaoro and B. M. Slomovitz; innovaTV 301/ENGOT-cx12/GOG-3057 Collaborators (2024). "Tisotumab Vedotin as Second- or Third-Line Therapy for Recurrent Cervical Cancer." N Engl J Med 391(1):44-55.

31. Vergote, I., E. Van Nieuwenhuysen, R. E. O'Cearbhaill, A. Westermann, D. Lorusso, S. Ghamande, D. C. Collins, S. Banerjee, C. A. Mathews, C. Gennigens, D. Cibula, K. S. Tewari, K. Madsen, F. Kose, A. L. Jackson, I. A. Boere, G. Scambia, L. M. Randall, A. Sadozye, J. F. Baurain, E. Gort, M. Zikan, H. G. Denys, N. Ottevanger, F. Forget, C. Mondrup Andreassen, L. Eaton, M. J. Chisamore, L. Viana Nicacio, I. Soumaoro and B. J. Monk (2023). "Tisotumab Vedotin in Combination With Carboplatin, Pembrolizumab, or Bevacizumab in Recurrent or Metastatic Cervical Cancer: Results From the innovaTV 205/GOG-3024/ENGOT-cx8 Study." J Clin Oncol 41(36): 5536-5549.

32. al-Tweigeri, T., J. M. Nabholtz and J. R. Mackey (1996). "Ocular toxicity and cancer chemotherapy. A review." Cancer 78(7): 1359-1373.

33. Donaghy, H. (2016). "Effects of antibody, drug and linker on the preclinical and clinical toxicities of antibody-drug conjugates." MAbs 8(4): 659-671.

34. Eaton, J. S., P. E. Miller, M. J. Mannis and C. J. Murphy (2015). "Ocular Adverse Events Associated with Antibody-Drug Conjugates in Human Clinical Trials." J Ocul Pharmacol Ther 31(10): 589-604.

35. Gazzah, A., P. L. Bedard, C. Hierro, Y. K. Kang, A. Abdul Razak, M. H. Ryu, B. Demers, N. Fagniez, C. Henry, M. Hospitel, J. C. Soria and J. Tabernero (2022). "Safety, pharmacokinetics, and antitumor activity of the anti-CEACAM5-DM4 antibody-drug conjugate tusamitamab ravtansine (SAR408701) in patients with advanced solid tumors: first-in-human dose-escalation study." Ann Oncol 33(4): 416-425.

36. Senra, J. M., B. A. Telfer, K. E. Cherry, C. M. McCrudden, D. G. Hirst, M. J. O'Connor, S. R. Wedge and I. J. Stratford (2011). "Inhibition of PARP-1 by olaparib (AZD2281) increases the radiosensitivity of a lung tumor xenograft." Mol Cancer Ther 10(10): 1949-1958.

37. Ando, R., S. Kase, T. Ohashi, Z. Dong, J. Fukuhara, A. Kanda, M. Murata, K. Noda, N. Kitaichi and S. Ishida (2011). "Tissue factor expression in human pterygium." Mol Visl 7: 63-69.

38. Hong, D. S., N. Concin, I. Vergote, J. S. de Bono, B. M. Slomovitz, Y. Drew, H. T. Arkenau, J. P. Machiels, J. F. Spicer, R. Jones, M. D. Forster, N. Cornez, C. Gennigens, M. L. Johnson, F. C. Thistlethwaite, R. A. Rangwala, S. Ghatta, K. Windfeld, J. R. Harris, U. N. Lassen and R. L. Coleman (2020). "Tisotumab Vedotin in Previously Treated Recurrent or Metastatic Cervical Cancer." Clin Cancer Res 26(6): 1220-1228.

39. Zhao, H., J. Atkinson, S. Gulesserian, Z. Zeng, J. Nater, J. Ou, P. Yang, K. Morrison, J. Coleman, F. Malik, P. Challita-Eid, S. Karki, H. Avina, R. Hubert, L. Capo, J. Snyder, S. J. Moon, R. Luethy, B. A. Mendelsohn, D. R. Stover and F. Donate (2018a). "Modulation of Macropinocytosis-Mediated Internalization Decreases Ocular Toxicity of Antibody-Drug Conjugates." Cancer Res 78(8): 2115-2126.

40. Yan, M., M. Schwaederle, D. Arguello, S. Z. Millis, Z. Gatalica and R. Kurzrock (2015). "HER2 expression status in diverse cancers: review of results from 37,992 patients." Cancer Metastasis Rev 34(1): 157-164.

41. Andre, F., Y. Hee Park, S. B. Kim, T. Takano, S. A. Im, G. Borges, J. P. Lima, S. Aksoy, J. Gavila Gregori, M. De Laurentiis, G. Bianchini, R. Roylance, Y. Miyoshi, A. Armstrong, R. Sinha, M. Ruiz Borrego, E. Lim, J. Ettl, R. Yerushalmi, F. Zagouri, F. P. Duhoux, T. Fehm, D. Gambhire, J. Cathcart, C. Wu, C. Chu, A. Egorov and I. Krop (2023). "Trastuzumab deruxtecan versus treatment of physician's choice in patients with HER2-positive metastatic breast cancer (DESTINY-Breast02): a randomised, open-label, multicentre, phase 3 trial." Lancet 401(10390): 1773-1785.

42. Cortes, J., S. B. Kim, W. P. Chung, S. A. Im, Y. H. Park, R. Hegg, M. H. Kim, L. M. Tseng, V. Petry, C. F. Chung, H. Iwata, E. Hamilton, G. Curigliano, B. Xu, C. S. Huang, J. H. Kim, J. W. Y. Chiu, J. L. Pedrini, C. Lee, Y. Liu, J. Cathcart, E. Bako, S. Verma, S. A. Hurvitz and D. E.-B. T. Investigators (2022). "Trastuzumab Deruxtecan versus Trastuzumab Emtansine for Breast Cancer." N Engl J Med 386(12): 1143-1154.

43. Shitara, K., Y. J. Bang, S. Iwasa, N. Sugimoto, M. H. Ryu, D. Sakai, H. C. Chung, H. Kawakami, H. Yabusaki, J. Lee, K. Saito, Y. Kawaguchi, T. Kamio, A. Kojima, M. Sugihara, K. Yamaguchi and D. E.-G. Investigators (2020). "Trastuzumab Deruxtecan in Previously Treated HER2-Positive Gastric Cancer." N Engl J Med 382(25): 2419-2430.

44. Li BT, Smit EF, Goto Y et al. Trastuzumab Deruxtecan in HER2-Mutant Non-Small-Cell Lung Cancer. N Engl J Med 2022; 386: 241-251.

45. Meric-Bernstam, F., V. Makker, A. Oaknin, D. Y. Oh, S. Banerjee, A. Gonzalez-Martin, K. H. Jung, I. Lugowska, L. Manso, A. Manzano, B. Melichar, S. Siena, D. Stroyakovskiy, A. Fielding, Y. Ma, S. Puvvada, N. Shire and J. Y. Lee (2024). "Efficacy and Safety of Trastuzumab Deruxtecan in Patients With HER2-Expressing Solid Tumors: Primary Results From the DESTINY-PanTumor02 Phase II Trial." J Clin Oncol 42(1): 47-58.

46. Nishikawa, T., K. Hasegawa, K. Matsumoto, M. Mori, Y. Hirashima, K. Takehara, K. Ariyoshi, T. Kato, S. Yagishita, A. Hamada, M. Kawasaki, S. Kawashima, S. Tomatsuri, Y. Nagasaka, H. Yoshida, R. Machida, A. Hirakawa, K. Nakamura and K. Yonemori (2023). "Trastu-

zumab Deruxtecan for Human Epidermal Growth Factor Receptor 2-Expressing Advanced or Recurrent Uterine Carcinosarcoma (NCCH1615): The STATICE Trial." J Clin Oncol 41(15): 2789-2799.

47. Paul, R., C. M. Ewing, J. C. Robinson, F. F. Marshall, K. R. Johnson, M. J. Wheelock and W. B. Isaacs (1997). "Cadherin-6, a cell adhesion molecule specifically expressed in the proximal renal tubule and renal cell carcinoma." Cancer Res 57(13): 2741-2748.

48. Hamilton, E. P., S. Jauhari, K. N. Moore, B. I. Rini, R. McLeod, J. Lin, N. Izumi, M. G. Kundu, Y. Myobatake, A. Laadem, Y. Noguchi, J. Kirui and D. R. Spigel (2022). "Phase I, two-part, multicenter, first-in-human (FIH) study of DS-6000a in subjects with advanced renal cell carcinoma (RCC) and ovarian tumors (OVC)." Journal of Clinical Oncology 40(16_suppl): 3002-3002.

49. Oaknin, A., L. Fariñas-Madrid, C. García-Duran, L. P. Martin, D. M. O'Malley, R. J. Schilder, D. Uyar, J. W. Moroney, J. P. Diaz, A. I. Spira, J. Garcia-Donas, M. Palumbo, H. Dokainish, L. Liu, C. J. Berman and R. W. Naumann (2023). "Luveltamab tazevibulin (STRO-002), an anti-folate receptor alpha (FolRa) antibody drug conjugate (ADC), safety and efficacy in a broad distribution of FolRa expression in patients with recurrent epithelial ovarian cancer (OC): Update of STRO-002-GM1 phase 1 dose expansion cohort." Journal of Clinical Oncology 41(16_suppl): 5508-5508.

50. Okajima, D., S. Yasuda, T. Maejima, T. Karibe, K. Sakurai, T. Aida, T. Toki, J. Yamaguchi, M. Kitamura, R. Kamei, T. Fujitani, T. Honda, T. Shibutani, S. Muramatsu, T. Nakada, R. Goto, S. Takahashi, M. Yamaguchi, H. Hamada, Y. Noguchi, M. Murakami, Y. Abe and T. Agatsuma (2021). "Datopotamab Deruxtecan, a Novel TROP2-directed Antibody-drug Conjugate, Demonstrates Potent Antitumor Activity by Efficient Drug Delivery to Tumor Cells." Mol Cancer Ther 20(12): 2329-2340.

51. Shimizu, T., J. Sands, K. Yoh, A. Spira, E. B. Garon, S. Kitazono, M. L. Johnson, F. Meric-Bernstam, A. W. Tolcher, N. Yamamoto, J. Greenberg, Y. Kawasaki, H. Zebger-Gong, F. Kobayashi, P. Phillips, A. E. Lisberg and R. S. Heist (2023). "First-in-Human, Phase I Dose-Escalation and Dose-Expansion Study of Trophoblast Cell-Surface Antigen 2-Directed Antibody-Drug Conjugate Datopotamab Deruxtecan in Non-Small-Cell Lung Cancer: TROPION-PanTumor01." J Clin Oncol 41(29): 4678-4687.

52. Konecny, G. E., A.E. Wahner Hendrickson, B. Winterhoff, A.A. Adjei, A. Kung, L. Miller, M.F. Press, I. Qazi, N. Scholler, H. Dokainish, S. Letrent, D. Slamon; Annals of Oncology (2024) 35 (suppl_2): S544-S595. 10.1016/annonc/annonc1592

Index